PROJETO CIÊNCIA

ALIMENTOS EM PRATOS LIMPOS

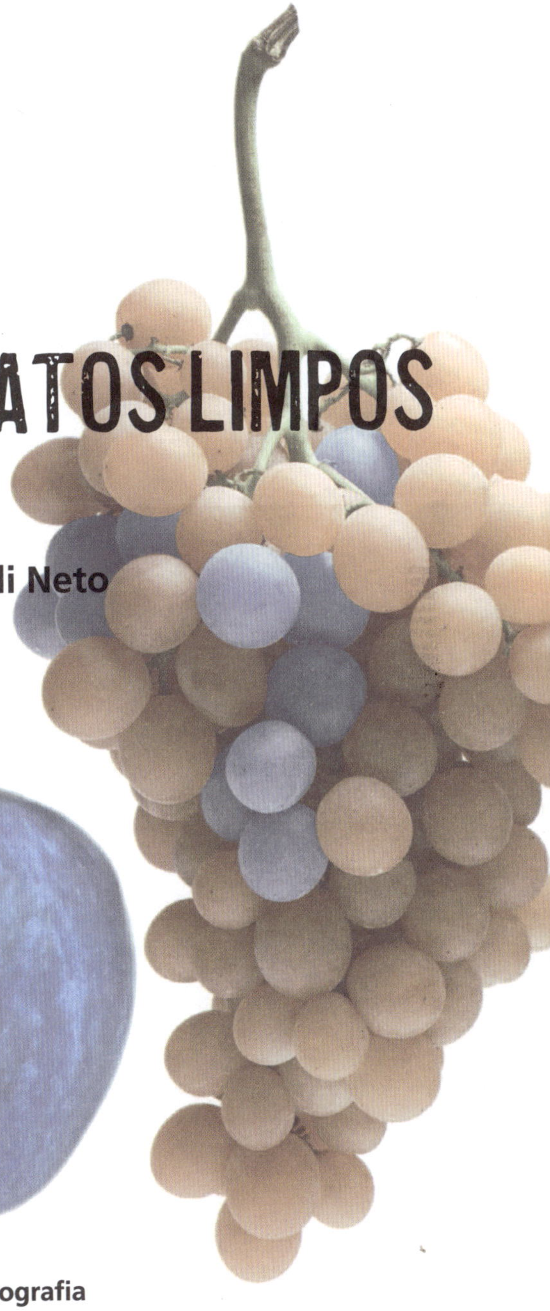

Egidio Trambaiolli Neto

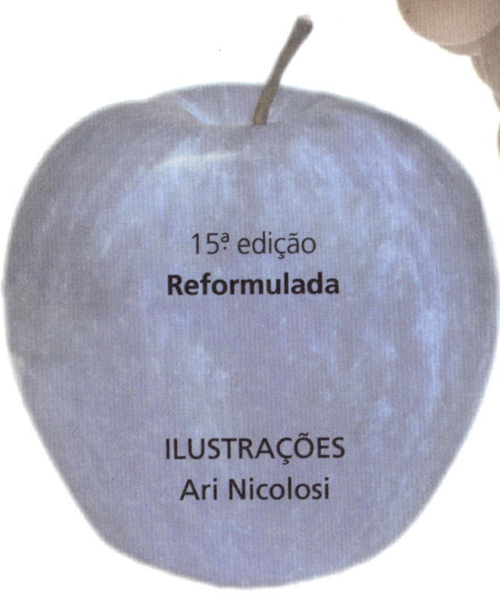

15ª edição
Reformulada

ILUSTRAÇÕES
Ari Nicolosi

Conforme a nova ortografia

Atual Editora

Saraiva S.A. Livreiros Editores
R. Henrique Schaumann, 270 — Pinheiros
05413-010 – São Paulo – SP
F.: (11) 3613-3000
Fax: (11) 3611-3308 - Fax Vendas: (11) 3611-3268
SAC: 0800 0117875
www.editorasaraiva.com.br

Dados Internacionais de Catalogação na Publicação (CIP)
(Câmara Brasileira do Livro, SP, Brasil)

Trambaiolli Neto, Egidio
Alimentos em pratos limpos / Egidio Trambaiolli Neto. - - 15. ed. reform.
- - São Paulo : Atual, 2009. - - (Projeto Ciência)

Bibliografia.
ISBN 978-85-357-1207-0
ISBN 978-85-357-1208-7 (professor)

1. Alimentos (Ensino fundamental) 2. Alimentos (Ensino fundamental) – Conservação 3. Ciências (Ensino fundamental) 4. Higiene (Ensino fundamental) I. Título. II. Série.

09-08109 CDD-372.35

Índices para catálogo sistemático :
1. Alimentos : Ciências : Ensino fundamental
372.35

Coleção Projeto Ciência
Gerente editorial: Rogério Gastaldo
Editora-assistente: Solange Mingorance
Auxiliar de serviços editorias: Rute de Brito
Estagiária: Mari Kumagai
Revisão: Pedro Cunha Jr. e Lilian Semenichin (coords.) / Aline de Araújo
Pesquisa iconográfica: Cristina Akisino (coord.) / Roberto Silva
Suplemento de atividades: Egidio Trambaiolli Neto
Gerente de arte: Nair de Medeiros Barbosa
Assistente de produção de arte: Grace Alves
Coordenação eletrônica: Silvia Regina E. Almeida
Projeto gráfico, capa e diagramação: Commcepta Design
Imagem de capa: Fotosearch e Jupiter Unlimited/Image Plus
Ilustrações: Ari Nicolosi, Cartoon Estúdio

15ª edição / 4ª tiragem – 2013

saceditorasaraiva@editorasaraiva.com.br
Central de atendimento ao professor:
0800-0117875

Impressão e acabamento: Yangraf Gráfica e Editora

APRESENTAÇÃO

Em se tratando de qualidade e importância dos alimentos, de imediato nos remetemos às vitaminas, proteínas e aos sais minerais, mas aqui abordaremos as diversas faces desse processo rotineiro, que é o ato de se alimentar. Não vamos nos prender a verdades preestabelecidas, mas despertar para todos o principal ofício da ciência — a descoberta.

Desse modo, um assunto "chato e cansativo" adquire um aspecto mais aprazível, pois partimos de conceitos que nos parecem obsoletos ou sem sentido e os transformamos em informações que despertam o interesse e a capacidade de reflexão, permitindo ao leitor tirar as próprias conclusões.

A curiosidade e a crítica serão os verdadeiros instrumentos para se aprofundar no assunto, e a revelação de certas informações abrirá o apetite do querer saber mais, fazendo com que a leitura seja um prato mais saboroso que muito alimento industrializado vendido por aí. É dessa forma que o direito à informação é despertado, na esperança de que se criem consumidores cada vez mais exigentes e conscientes, com coragem de dizer não aos produtos de baixa qualidade que o mercado tenta lhes impor. Afinal, como dizia Voltaire: "A esperança é o alimento de nossa alma, ao qual sempre se mistura o veneno do medo".

Bom apetite!

Egidio Trambaiolli Neto

SUMÁRIO

O MAL É O QUE ENTRA PELA BOCA DO HOMEM!

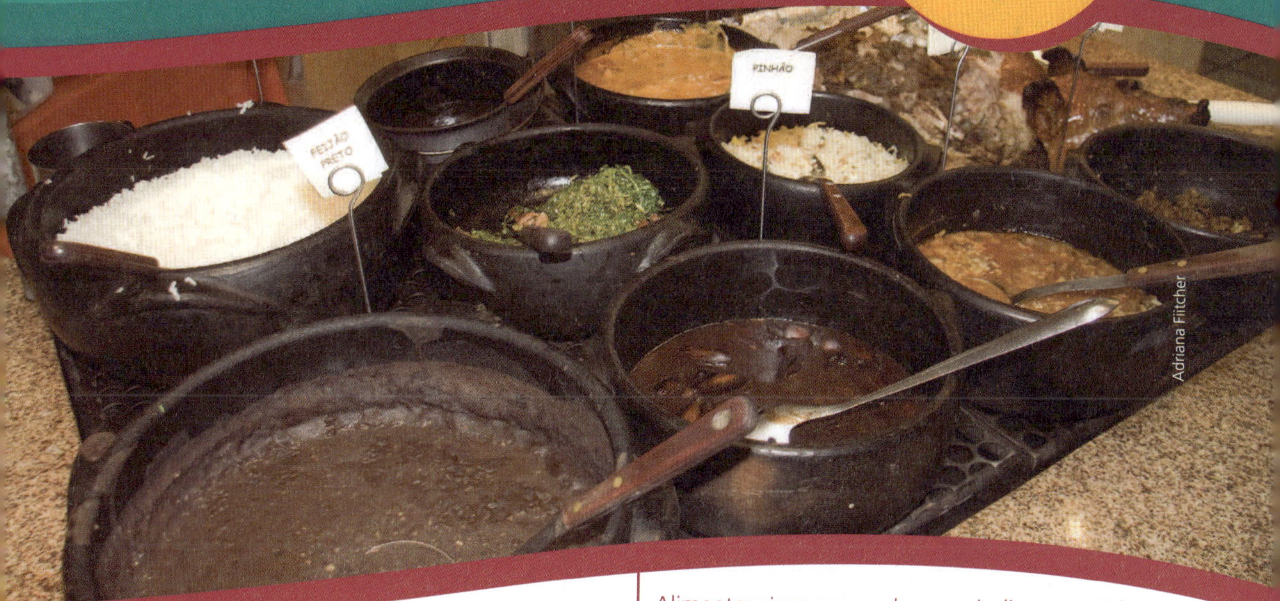

Adriana Flitcher

Alimentos ricos em gorduras prejudicam a saúde.

OBSERVE A EQUAÇÃO:
DOMINGO* + SHOPPING CENTER + FAST-FOOD = *MÁ ALIMENTAÇÃO

NÃO É PRECISO SER UM GÊNIO DA MATEMÁTICA PARA DESCOBRIR QUE ESSA EQUAÇÃO NÃO PARA AÍ: *MÁ ALIMENTAÇÃO = DIGESTÃO DIFÍCIL + OBESIDADE + DOENÇAS (QUE VARIAM DE UMA SIMPLES GASTRITE ATÉ UM EVENTUAL CÂNCER).*

Isso acontece porque o nosso estômago é um requintado laboratório que faz parte de um complexo sistema que nasce preparado para uma alimentação natural, saudável e mais suave. Uma alimentação inadequada dificulta o trabalho de todo o sistema digestório, o que acaba por agredi-lo e desgastá-lo antes do tempo.

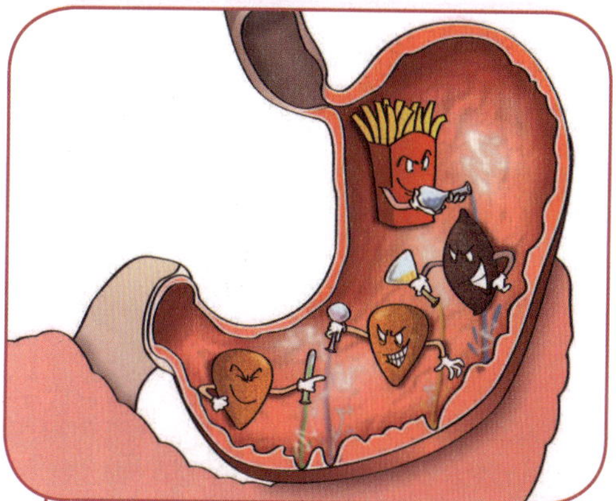

A má alimentação agride o trato digestório.

Inúmeras transformações químicas são processadas no estômago, que libera o suco gástrico, extremamente ácido, para auxiliar na dissolução dos alimentos. Mas quando a ingestão alimentar é inadequada, o próprio processo digestivo acaba voltando-se contra o estômago, não só pelas atividades regulares da digestão, mas também pelo bombardeio de aditivos químicos que acompanham inúmeros alimentos.

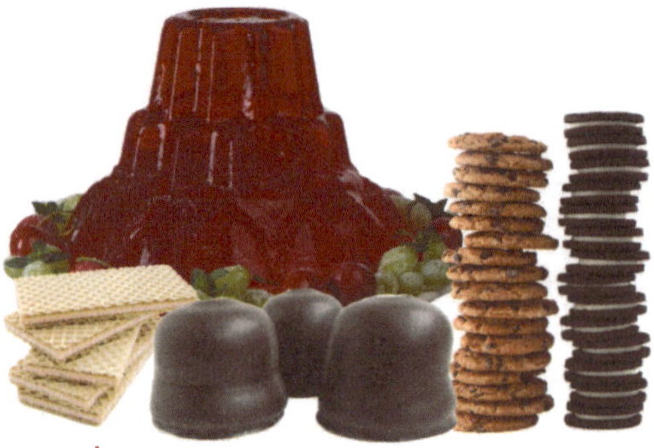

Stockxpert/WMO/Image Plus

Alguns alimentos com aditivos.

Cada aditivo possui funções específicas, atuando em determinados grupos de alimentos, e não é difícil encontrar aditivos que podem produzir efeitos colaterais no organismo.

Muitos dos aditivos alimentares são identificados nas embalagens por nomes complicados e códigos com letras e números. É o "quimiquês", um "idioma" restrito a poucos e praticamente incompreensível para quem compra. Sendo assim, resta ao consumidor acreditar que aquele ingrediente deve ser bom para o produto e que não fará mal para a sua saúde... Será?

Nem sempre os aditivos químicos se prestam ao papel de vilões, como veremos mais adiante, mas é necessário entendermos sua finalidade e origem. Como está cada vez mais difícil se alimentar sem utilizar alimentos industrializados ou tratados com substâncias químicas, como os agrotóxicos, é preciso ter cautela, pois a tentação é grande!

A todo instante estamos sujeitos ao bombardeio de propagandas bem elaboradas que exploram o nosso espírito consumista e também a gula. Aí, resistir fica difícil!

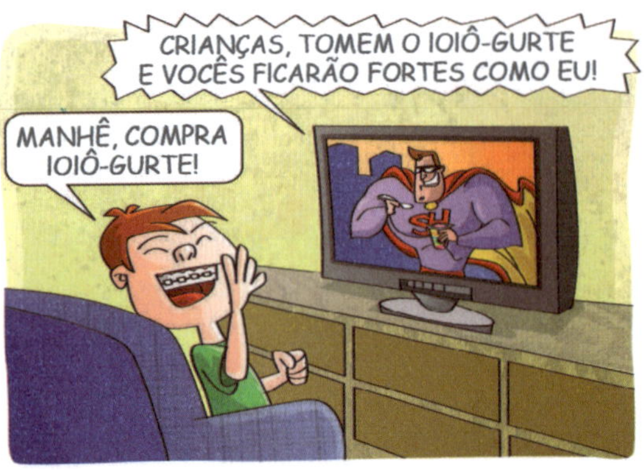
CRIANÇAS, TOMEM O IOIÔ-GURTE E VOCÊS FICARÃO FORTES COMO EU!
MANHÊ, COMPRA IOIÔ-GURTE!

Tudo favorece o consumo dos alimentos industrializados: a facilidade, a falta de tempo, a falta de espaço para plantar ou criar e a resistência à deterioração. A isso somamos os altos lucros industriais e os tentadores preços do mercado, que estimulam o produtor a investir em certas tecnologias para não perder terreno nessa marcha lucrativa, muitas vezes visando à quantidade e esquecendo a qualidade.

Uma das maneiras de o industrial baixar seus custos é recorrer à inclusão de aditivos químicos. Entre comprar frutas, que naturalmente se deterioram, para ser matérias-primas de seus produtos (balas, doces, sorvetes etc.), e substituí-las por aditivos que dão aromas, cores e sabores a preços bem menores, obviamente ele preferirá a segunda opção.

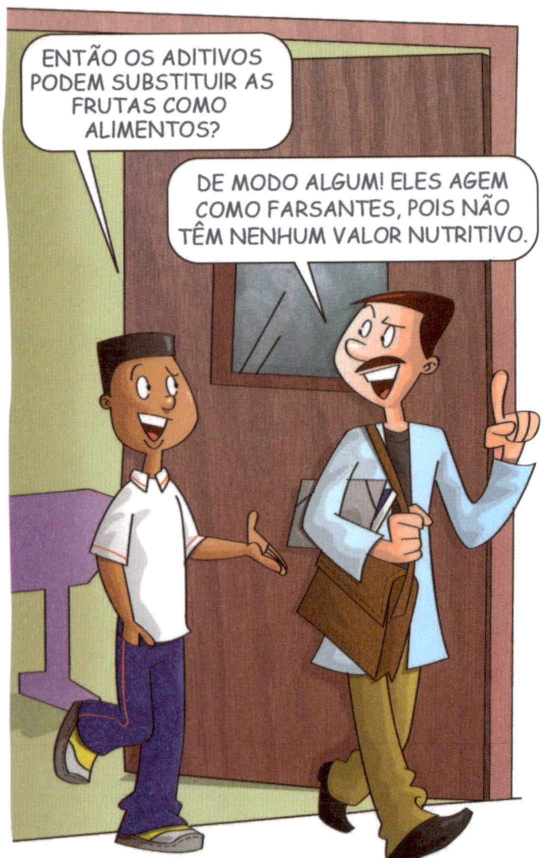
ENTÃO OS ADITIVOS PODEM SUBSTITUIR AS FRUTAS COMO ALIMENTOS?
DE MODO ALGUM! ELES AGEM COMO FARSANTES, POIS NÃO TÊM NENHUM VALOR NUTRITIVO.

Veja outro problema: o açúcar refinado que consumimos. A princípio possui uma cor escura, mas é branqueado com aditivos químicos. O mesmo ocorre com a farinha de trigo, que também é branqueada para ficar com uma aparência mais "bonita", já que brancura é sinônimo de pureza.

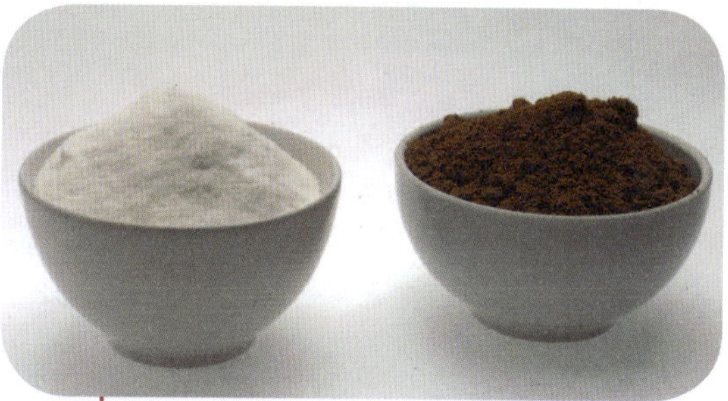

Fabio R. Martins

Açúcares refinado e mascavo: os aditivos têm a finalidade de conservar, mas também impedir alterações, manter ou intensificar aroma, cor e sabor dos alimentos.

O hábito alimentar tem variado de acordo com a evolução social, abrindo cada vez mais espaço para os alimentos industrializados, porém a troca do natural pelo industrializado deve ser feita com restrições.

As margarinas ganharam o mercado de consumo em detrimento da manteiga por serem mais baratas, mais cremosas, e por não estragarem com facilidade. Além dessas vantagens, atendem à maioria dos paladares. Contudo, em ambos os casos recomenda-se cautela, pois a manteiga contém muita gordura saturada, que aumenta o colesterol. Já as margarinas possuem gorduras insaturadas, mas uma das substâncias usadas para produzi-las aumenta a formação de ácidos graxos trans, que podem elevar o colesterol LDL, chamado de colesterol ruim.

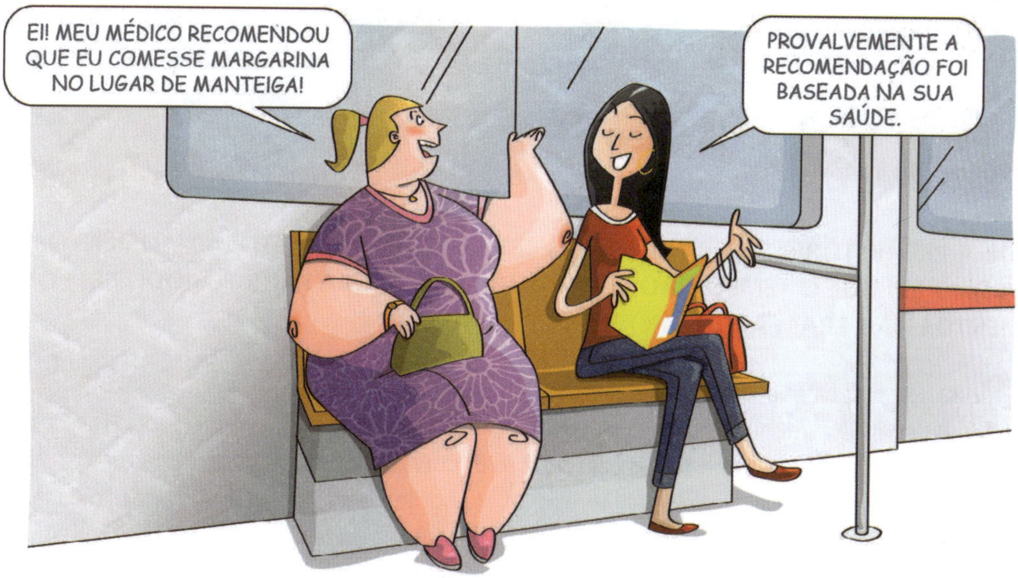
EI! MEU MÉDICO RECOMENDOU QUE EU COMESSE MARGARINA NO LUGAR DE MANTEIGA!
PROVALVEMENTE A RECOMENDAÇÃO FOI BASEADA NA SUA SAÚDE.

A margarina é uma das campeãs em aditivos químicos, pois surge de uma "massa" de cor branca aromatizada para ter uma fragrância apropriada. Além disso, é colorificada com betacaroteno, um pigmento alaranjado; tratada por uma dupla de aditivos, BHT e BHA (ver legenda ao lado), para não ficar rançosa (deteriorar a gordura); e, para ficar cremosa, usa-se ainda uma goma que lhe dá o aspecto de manteiga.

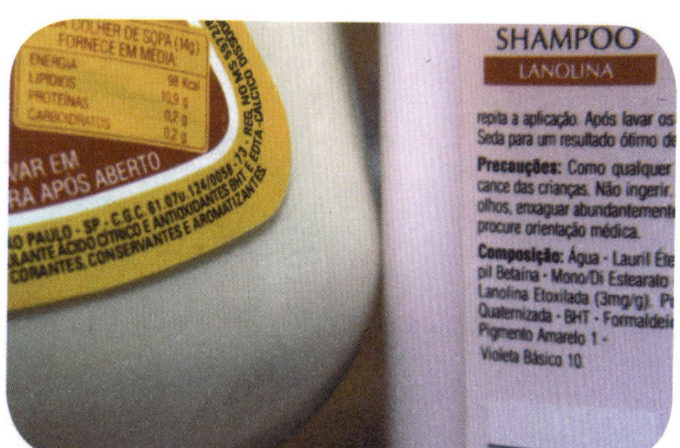
SHAMPOO
LANOLINA

Luiz Pedroso

BHT (butil-hidroxitolueno) e BHA (butil-hidroxianisol), aditivos encontrados em margarinas, maioneses e xampus.

HISTÓRICO: CONSERVAR PARA SOBREVIVER

2

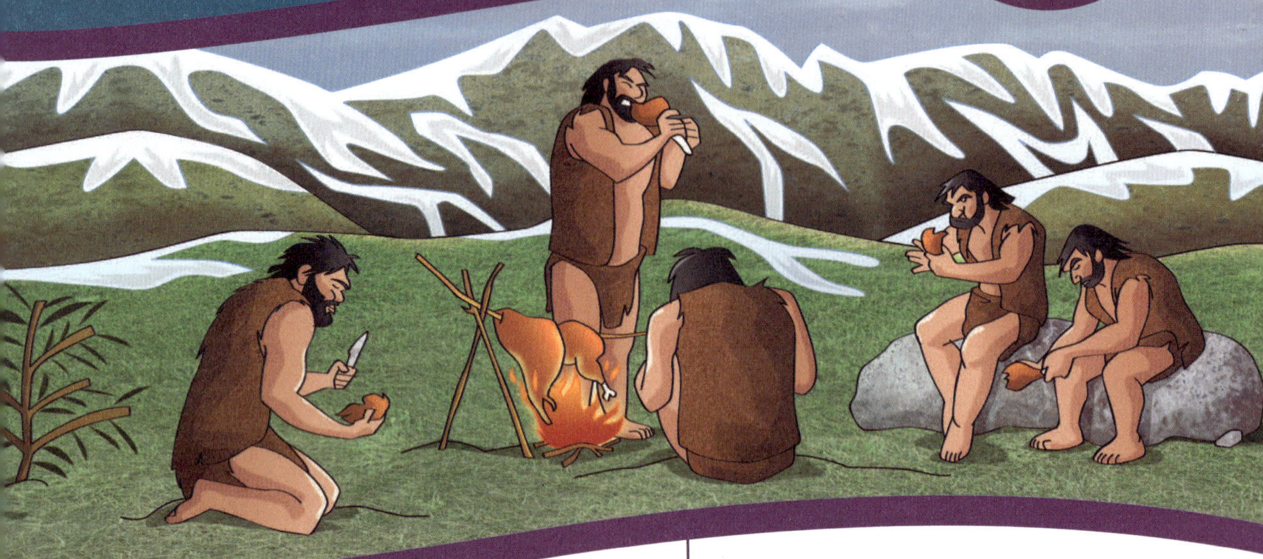

Homens pré-históricos alimentando-se em grupo.

DESDE A PRÉ-HISTÓRIA O SER HUMANO VEM PROCURANDO ESTOCAR ALIMENTOS, ORA PARA DIAS EM QUE O TEMPO NÃO FAVORECIA A CAÇA, ORA PARA PERÍODOS EM QUE OS ALIMENTOS NÃO ERAM ABUNDANTES.

No início procuravam apenas recolher o que lhes poderia servir de alimento, porém, muito do que se estocava se perdia. Com o tempo desenvolveram-se instrumentos de caça e os alimentos tornaram-se mais abundantes, no entanto, o problema da conservação ainda existia.

Aos poucos surgiram as primeiras formas de conservação dos alimentos, o fogo foi o pioneiro. É provável que os primeiros assados tivessem por objetivo facilitar a mastigação, mas também permitiram a descoberta de que dessa forma o alimento demorava mais para se deteriorar.

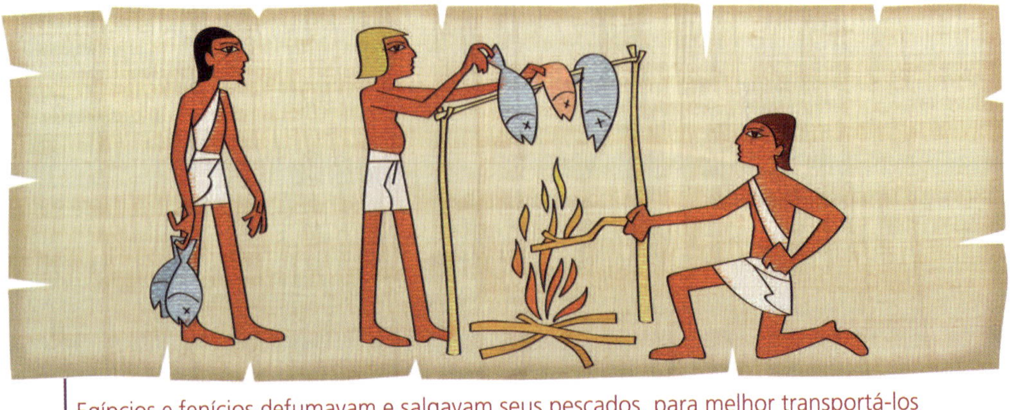

Egípcios e fenícios defumavam e salgavam seus pescados, para melhor transportá-los numa região quente sem que houvesse o risco de deterioração.

Como segundo passo, na tentativa de proteger as caças contra ataques de outros animais, o ser humano começou a pendurá-las próximo ao fogo, o que casualmente permitiu um novo tipo de conservação: a defumação.

O princípio é simples: a desidratação, que dificulta a proliferação de micro-organismos decompositores. A partir daí, o ser humano começou a desidratar outros alimentos, como grãos e frutos, para atender à necessidade de conservar.

Os povos das regiões mais frias do planeta não conheciam essas técnicas, mas sabiam que, se deixassem suas caças e pescas debaixo do gelo, conseguiriam conservá-las longe dos predadores e da deterioração numa região onde o alimento era muito escasso. Com o passar do tempo, novas técnicas foram criadas.

Bebidas surgiram a partir da **FERMENTAÇÃO** de frutos e cereais, o que permitia a sua conservação e consumo por mais tempo.

Os índios brasileiros cozinhavam a carne dos animais e as deixavam imersas na própria gordura, impedindo a ação de micro-organismos decompositores. Além dos processos convencionais de desidratação e defumação, os nativos já tinham domínio sobre alguns conservantes naturais, como a pimenta, e faziam bebidas alcoólicas a partir da fermentação da mandioca, que era mastigada e cuspida dentro de potes de barro para que fermentasse.

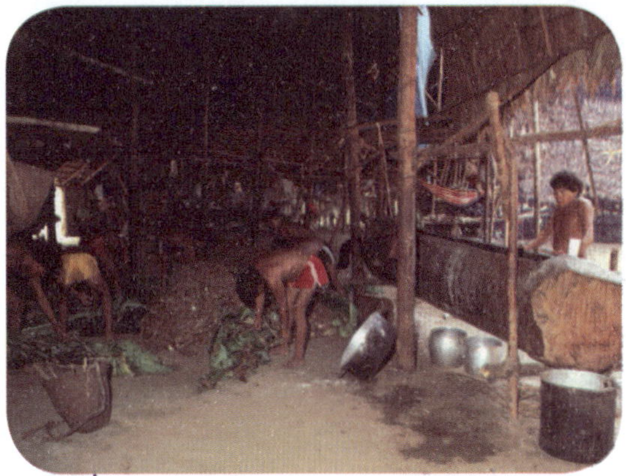

Studio R/Rosa Galditano

Índios preparam o cauim, bebida produzida com mandioca, por meio de fermentação.

O aprimoramento das técnicas de conservação foi fundamental para as viagens marítimas. Durante muito tempo tripulações inteiras morreram devido à alimentação precária estocada para as viagens. Um dos maiores flagelos era o escorbuto, proveniente da falta de vitamina C no organismo. Porém, com a evolução das técnicas de conservação de alimentos, muitas expedições conseguiram avançar em seus objetivos, como a realizada por Pedro Álvares Cabral, que a duras penas chegou ao Brasil. Isso nos permite concluir que o expansionismo marítimo foi por muito tempo restrito pelas limitações na conservação dos alimentos.

FERMENTAÇÃO
Tilz - Tearfund International Learning Zone
<http://tilz.tearfund.org/Portugues Passo+a+Passo+3140/Passo+a+Passo+32/Fermenta%C3%A7%C3%A3o.htm>. Acesso em 27/2/09.

Reprodução: Oscar Pereira da Silva (1867-1939)
Desembarque de Pedro Álvares Cabral em Porto Seguro, em 1500.
Óleo s/ tela - 1922.
Museu Paulista da Univesidade de São Paulo

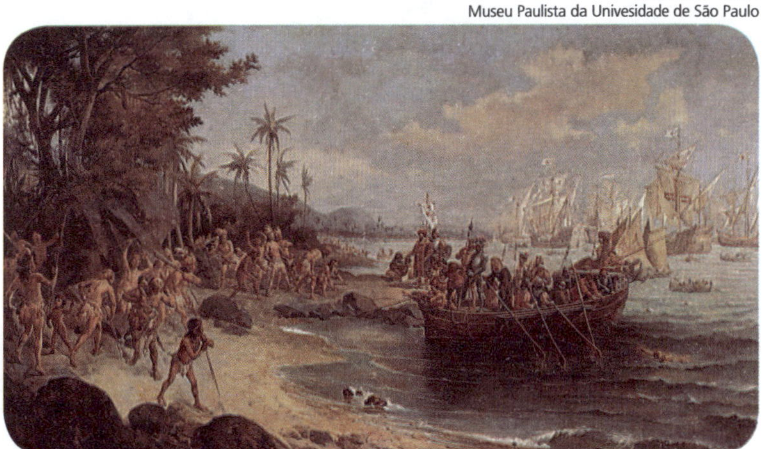

Algumas técnicas de conservação foram fundamentais para a sobrevivência e o sucesso de expedições.

Você sabia?

Nau dos enfermos

A 100 quilômetros das Canárias, Cabral sente terríveis dores de cabeça. É a malária. Com a chegada do escorbuto, os barcos parecem hospitais.

Terça-feira, 17 de março de 1500 (10º dia da viagem):

A frota está a mais de 100 quilômetros das Canárias, mas não há previsões para a chegada a Cabo Verde. Os barcos estão no rumo oeste, empurrados pelos ventos alísios que agora começaram a soprar. Foram os alísios que há oito anos levaram Cristóvão Colombo à América. Pedro Álvares Cabral não está bem. Sofre de febre tersã, a chamada malária. Pegou em 1487 quando viajou para guerrear no Marrocos. Passados treze anos de sua primeira crise, Cabral ainda é acometido de tremores e dores de cabeça terríveis.

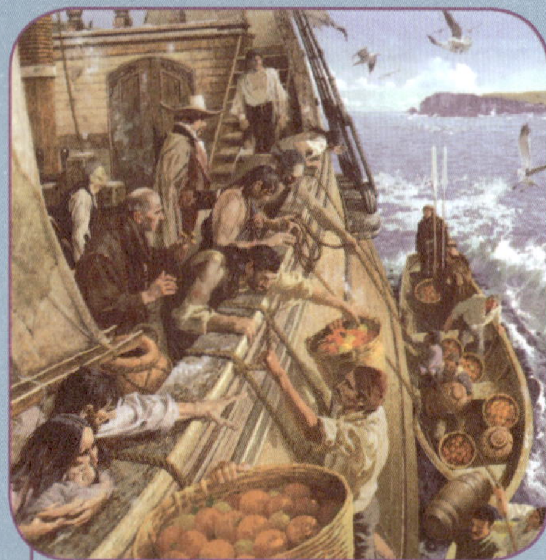

National Geographic Creative/Getty Images

Pintura mostra passageiros e tripulação de Manila recebendo frutas cítricas, antídotos para o escorbuto, trazidas por frades da Nova Espanha, atual México.

Os barcos parecem hospitais. Há doentes por toda parte. Sofrem com diarreia, urticárias, doenças pulmonares, subnutrição, piolhos e febres. As precárias condições de higiene facilitam o contágio. Epidemias são constantes, chegam a dizimar 60% da tripulação das esquadras. A enfermidade mais comum é também a mais grave: o escorbuto, ou o mal das gengivas, como dizem os marinheiros. É causado pela falta de vitamina C, costuma aparecer depois de 70 dias em alto-mar e é agravado pela falta de higiene.

Os sintomas são asquerosos. Nascem edemas nas coxas, pernas, faces e garganta. Dá mau hálito. As gengivas escurecem, a carne solta e os dentes amolecem. Os pulmões secam e se encolhem, o fígado e o baço aumentam. Os doentes se enervam, desmaiam. Morrem rapidamente. O contágio é rápido, há notícias de frotas inteiras devoradas pelo escorbuto.

O tratamento é grotesco. Cortam-se, com faca quente, pedaços da carne podre da gengiva. De quase nada adianta. A medicina europeia não sabe que dietas ricas em vitamina C acabam com o escorbuto. Como já dissemos neste diário, nesta frota não há um único limão nem uma única laranja. (Só no século XVIII, o almirante inglês James Cook iria relacionar a vitamina C com a doença.) Nisso, os navegadores chineses estão mais avançados. Desde o século XV, carregam frutas frescas e legumes nos barcos para afastar o mal das gengivas.

Na Carreira das Índias, o corpo padece com as mudanças climáticas. Na região intertropical, os marinheiros sentem dores de cabeça, atribuídas ao cheiro do alcatrão e do pez dos cordames e madeiras. Depois de passar pelas Canárias e Cabo Verde, já na área das altas temperaturas equatoriais, a febre é corriqueira. "O clima é o grande responsável: maus cheiros, corrupção da água, dos víveres, epidemias, escorbuto, tudo lhe é atribuído. Os marinheiros não têm roupa para mudar, não conseguem ficar secos mais de três horas", anotaria o francês Pyrard de Laval, em 1601, ao navegar para as Índias.

A diarreia é outro tormento nos navios. Nesta frota, como em todas as outras, a água está podre e cheira mal. É guardada em tonéis de madeira, corrompidos pelo clima e infestados de bactérias. Os marinheiros vivem nos banheiros, se é que se podem chamar assim as latrinas do convés.

Toda esquadra tem seu médico, na maioria das vezes é um cirurgião, na pior das hipóteses, um barbeiro. Nesta frota, quem socorre os enfermos é mestre João, cirurgião real e astrônomo. Viaja na nau-capitânia junto com padres que fazem as vezes de enfermeiros. Há também uma farmácia de remédios caseiros, unguentos e loções. As técnicas de cura são violentas: sangrias e purgas. Um mesmo marinheiro é sangrado até dez vezes durante uma única viagem. Se morrem, ficam estendidos no convés até que alguém jogue o corpo no cemitério dos marinheiros: o mar. [...]

Fonte: MAGNO, Ana Beatriz. *Nau dos enfermos*. CorreioWeb. s/d. Disponível em: http://www2.correioweb.com.br/hotsites/500anos/portugal-brasil/dia10/dia10-1.htm >. Acesso em 22 abr. 2009.

Outros beneficiados por esses conhecimentos foram os bandeirantes, que salgavam as caças para o transporte em expedições num clima tão hostil à conservação. Para tanto, eles levavam nas expedições um tesouro valioso, o sal, cujo desperdício podia significar a morte. Isso justifica uma superstição ainda comum, pois os bandeirantes associavam o desperdício a uma maldição entre os carregadores, alegando que quem deixasse cair o sal teria azar para o resto da vida.

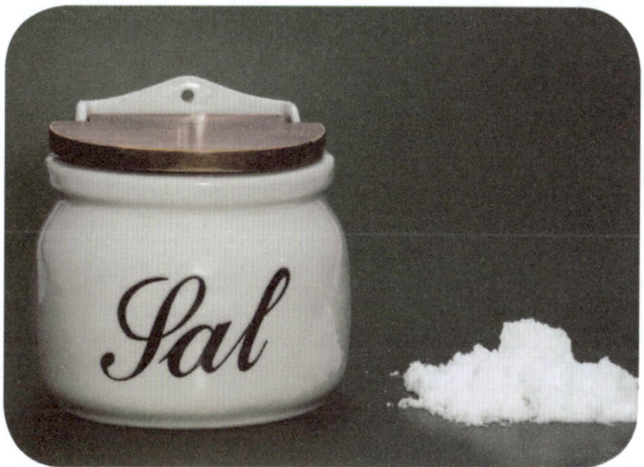

Rita Barreto

O sal no passado era muito valioso. Entre os egípcios, parte do pagamento feito aos serviçais era em sal, foi daí que surgiu a palavra "salário".

Invernos rigorosos, guerras e outros motivos impulsionaram o ser humano a procurar novas técnicas de conservação. Napoleão Bonaparte, no final do século XVIII, perdia muitos homens em suas frentes de batalha, não só em combate, mas também por doenças, desnutrição e fome, causadas muitas vezes pela deterioração de alimentos, ou pelos saques aos carregamentos de suprimentos destinados aos soldados.

Em meio a esses problemas, o governo francês ofereceu 12 mil francos a quem conseguisse contornar o problema. Em 1809, Nicolas Appert recebeu o prêmio por inventar os **ENLATADOS**.

O processo era simples: partia-se do fato de que o alimento cozido, ou seja, esterilizado, se colocado em um recipiente sem a presença do ar, teria menores riscos de sofrer a ação de microorganismos decompositores. Com o dinheiro da recompensa, Appert abriu a primeira fábrica de latas do mundo.

A lata foi aperfeiçoada graças ao uso de tintas e à inclusão de um revestimento de estanho que impedia a ação da ferrugem. O uso do banho de estanho derretido para revestimentos era conhecido desde o século XIII. O material usado para fazer latas é o aço com baixo teor de carbono, também conhecido como folha de flandres.

NAPOLEÃO BONAPARTE

Napoleão Bonaparte (1769-1821) foi imperador da França no período de 1804 a 1815. Enquanto governava, se preocupou em consolidar seu poder e modernizar a França: organizou concursos que ofereciam vultosas quantias em dinheiro a quem lhe trouxesse, a baixo custo, soluções tecnológicas para suas campanhas militares. Com isso conseguiu o desenvolvimento de métodos para conservar alimentos com Nicolas Appert e encontrou um substituto para a tradicional manteiga com Hippolyte Mège-Mouriès, que desenvolveu uma pasta branco-perolada a partir da gordura de boi, cuja cor lhe inspirou o nome *margarites*, que em grego significa "pérola". Nascia ali a margarina.

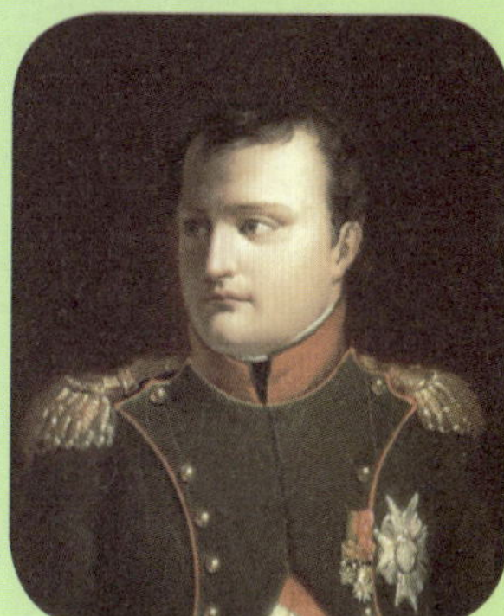

THE BRIDGEMAN ART LIBRARY/KEYSTONE

Napoleão Bonaparte

ENLATADOS
FURG Universidade Federal do Rio Grande
<http://www.furg.br/furg/projet/embalagens/tres/metalicas.html. Acesso em 8 abr. 2009.

Você sabia?

Nicolas Appert

Nicolas Appert (1749-1841) foi um confeiteiro e inventor francês cujas pesquisas deram início aos processos de conservação de alimentos pela ação do calor. Em 1809, descobriu que recipientes hermeticamente fechados serviam para conservar por mais tempo os alimentos. Essa descoberta foi feita sem qualquer conhecimento prévio de microbiologia, campo da ciência que só foi compreendido cinquenta anos depois, por Louis Pasteur.

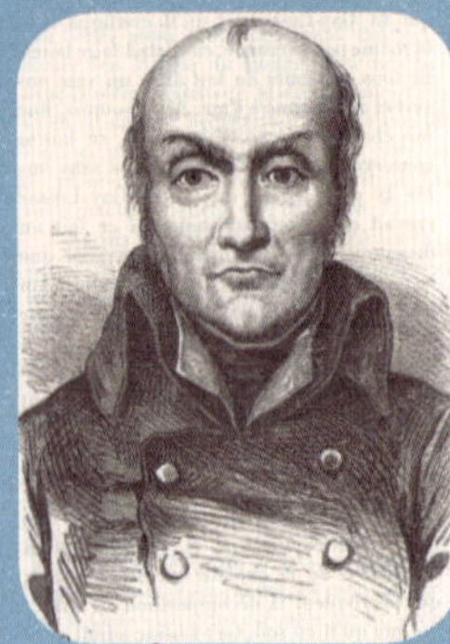

Mary Evans/Diomedia

Nicolas Appert

Coube a Appert a descoberta do armazenamento a vácuo e da esterilização. Em 1810, publicou o *Livre de tous les ménages, l'art de conserver pendant plusieurs années toutes les substances animales ou végétales* (livro de todas as poupanças, a arte de conservar durante vários anos todas as substâncias, animais ou vegetais), que suscitou a criação das indústrias de conservas.

As descobertas de Appert se universalizaram. Duas latas, de ervilhas e carne de carneiro, abandonadas no Ártico em 1824 pelo explorador inglês *Sir* William E. Parry, foram encontradas 87 anos depois. As latas foram abertas e os alimentos se mostraram bons para consumo.

Baseado nos conceitos de Appert, Peter Durand, em 1810, na Inglaterra, desenvolveu a técnica de engarrafamento de produtos alimentícios. Em 1870, os americanos aperfeiçoaram as técnicas de esterilização com o auxílio de autoclaves (uma espécie de panela de pressão), que atingiam temperaturas acima de 150 °C. Em 1897, no Brasil, durante a Guerra de Canudos, os militares receberam doces enlatados com o restante de suas provisões.

Reprodução: Refeição de oficiais do 29º batalhão. Almeida, Cícero Antonio F. de, 1962. Canudos: imagens da guerra. Fotografias de Flávio de Barros. RJ: Lacerda Editora. Museu da República, 1997.

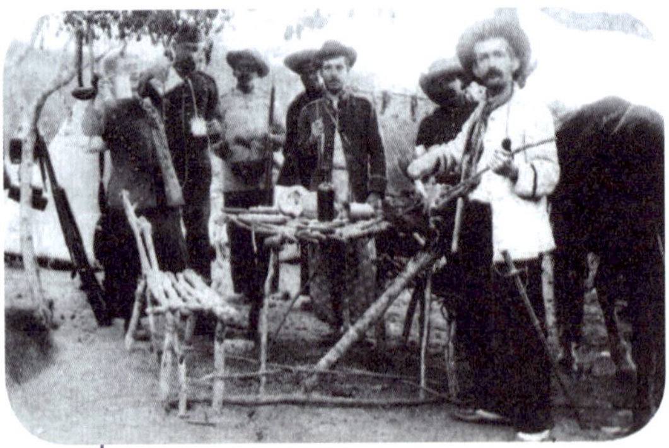

Assim como o exército francês, os militares brasileiros receberam enlatados como parte dos suprimentos durante a Guerra de Canudos.

Outras técnicas colaboraram para a evolução da indústria alimentícia: o uso de verniz no interior das latas para evitar o contato do alimento com o metal, a pasteurização, o **ALUMÍNIO** em embalagens de bebidas, que permite a reciclagem e a drástica redução de consumo de energia utilizada para sua extração na natureza, as embalagens longa-vida, o papel-alumínio, as embalagens a vácuo...

> **ALUMÍNIO**
> ABAL - Associação Brasileira do Alumínio
> <http://www.abal.org.br/reciclagem/introducao.asp>.
> Acesso em 8 abr. 2009.

Garrafas de vidro têm sido substituídas por garrafas de plástico PET (politereftalato de etila) ou vidro descartável *one-way*. Tudo para facilitar a vida do consumidor, mas a falta de conscientização quanto às embalagens PET trazem prejuízos para o meio ambiente.

Mas todo cuidado é pouco, pois mesmo o alumínio deixa resíduos em certos alimentos, podendo provocar intoxicações.

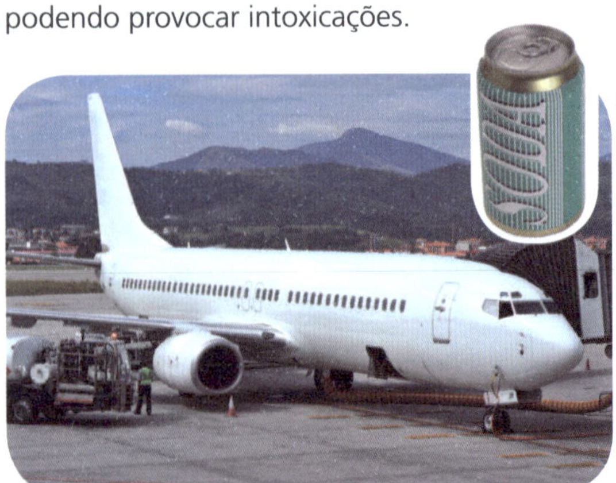

Stockxpert / Image Plus
Jupiter Unlimited/Other Images

Empresas constroem até aviões com o alumínio reciclado.

NUTRIENTES: ORIGEM E DESTINO

3

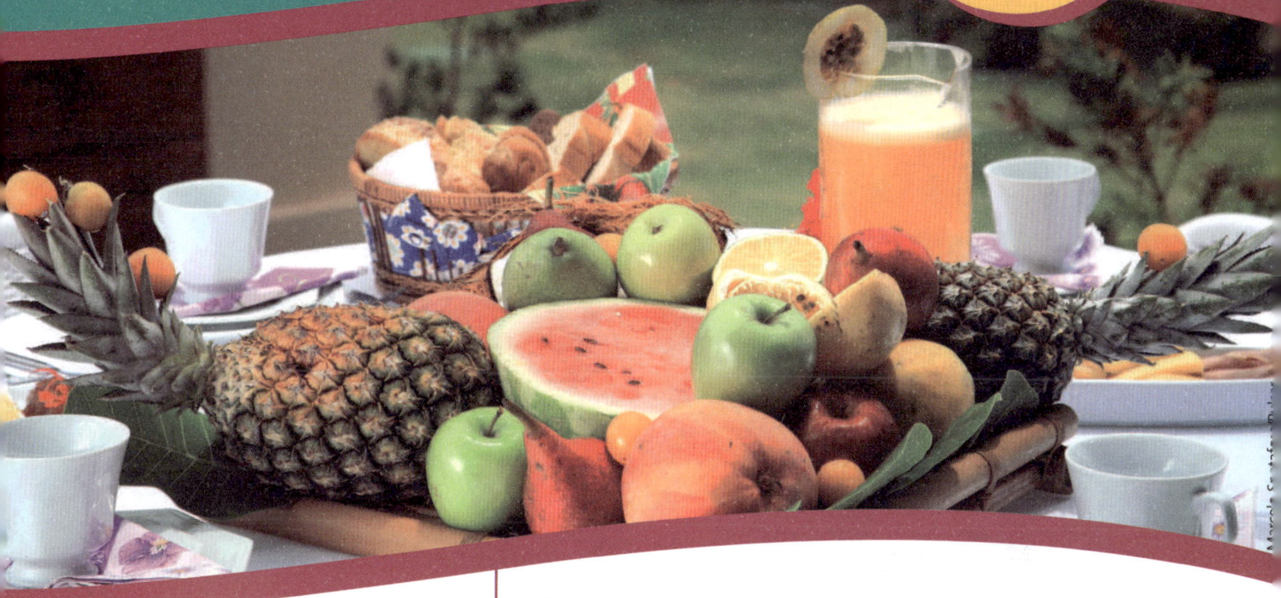

Café da manhã: a mais importante refeição do dia.

É NO ATO MECÂNICO DE MASTIGAR QUE COMEÇA O COMPLICADO PROCESSO DA DIGESTÃO, DO QUAL EXTRAÍMOS OS NUTRIENTES FUNDAMENTAIS A PARTIR DA AÇÃO DAS ENZIMAS SOBRE O ALIMENTO. CADA ENZIMA POSSUI FUNÇÕES E LOCAIS DE ATUAÇÃO DEFINIDOS, MAS SEMPRE ATUAM QUEBRANDO OU REDUZINDO O ALIMENTO A FRAÇÕES QUE PERMITAM SUA ABSORÇÃO PELO ORGANISMO. A ABSORÇÃO É FEITA PELO INTESTINO, E O TRANSPORTE PARA AS CÉLULAS, PELO SANGUE.

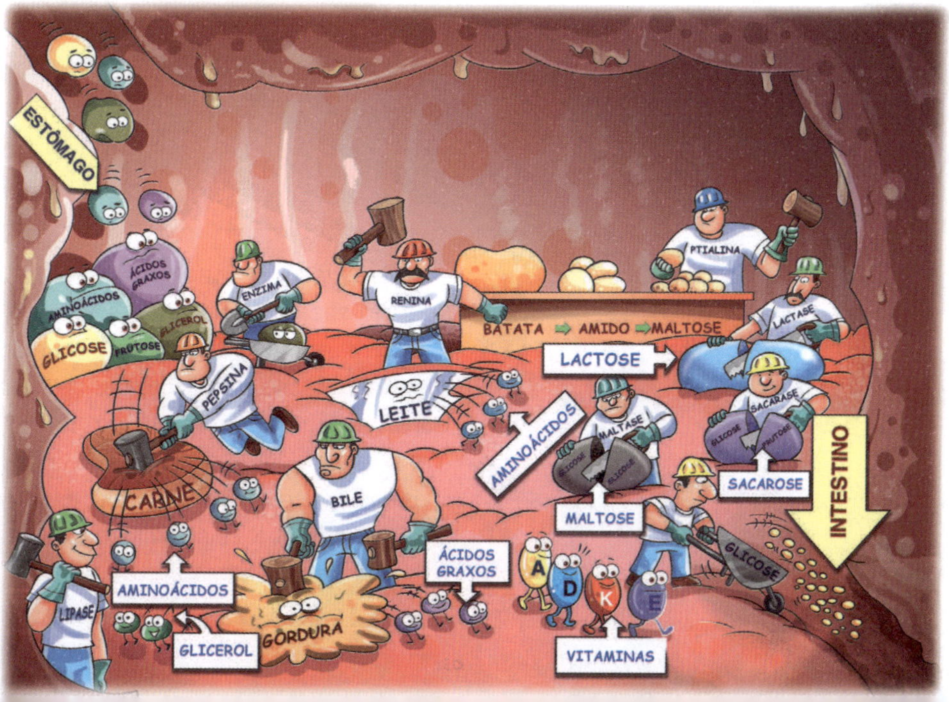

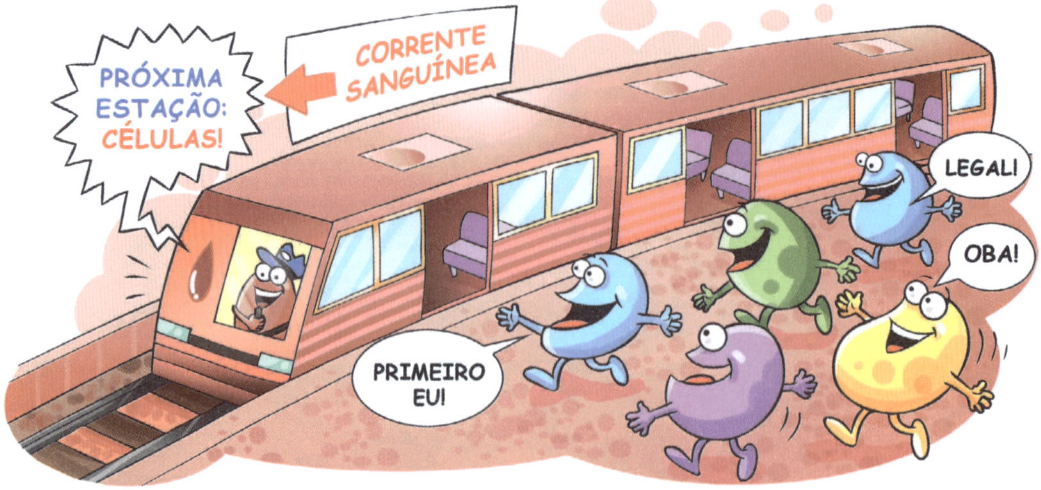

O ponto de partida para a produção de alimentos é o solo, de onde os vegetais retiram os elementos químicos fundamentais para o seu crescimento, que em consequência são assimilados pelos animais.

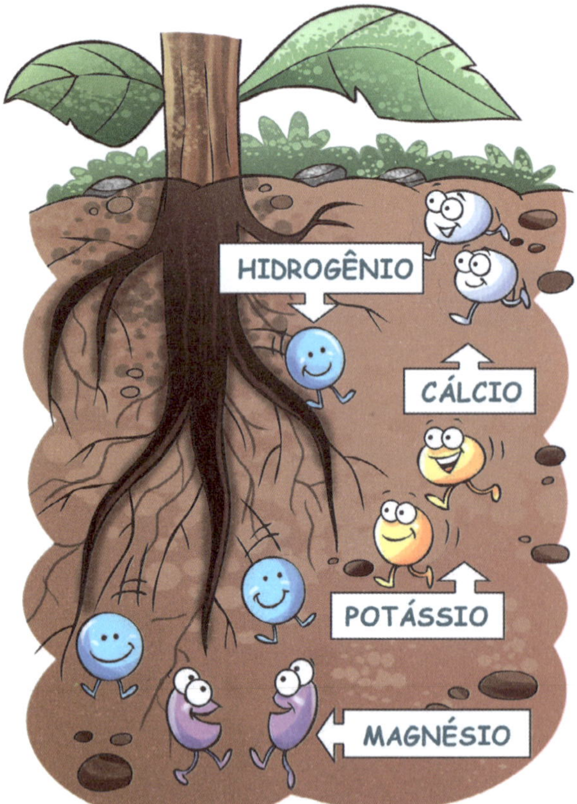

A raiz da planta troca hidrogênio por cálcio, potássio e magnésio.

Tipos de alimentos

Os alimentos se classificam em:

- *Alimentos plásticos* — repõem materiais nas células e geram novas células.
- *Alimentos energéticos* — fornecem energia para as atividades orgânicas.
- *Alimentos reguladores* — regulam várias funções e reações químicas.

RESUMO DOS TIPOS DE ALIMENTOS	
Classificação	Representantes
Plásticos ou construtores	Proteínas e sais minerais
Energéticos	Lipídios e carboidratos (glicídios)
Reguladores	Vitaminas e sais minerais

Classificação química

Aminoácidos e proteínas

Os aminoácidos podem ser do tipo essenciais (não sintetizados pelo organismo, mas fundamentais para a sua sobrevivência) e não essenciais (sintetizados pelo próprio organismo por meio de transformações químicas). É por meio de uma alimentação bem variada que o ser vivo supre suas necessidades, caso contrário, a falta generalizada de nutrientes e de aminoácidos provocará a desnutrição do organismo.

PROTEÍNA

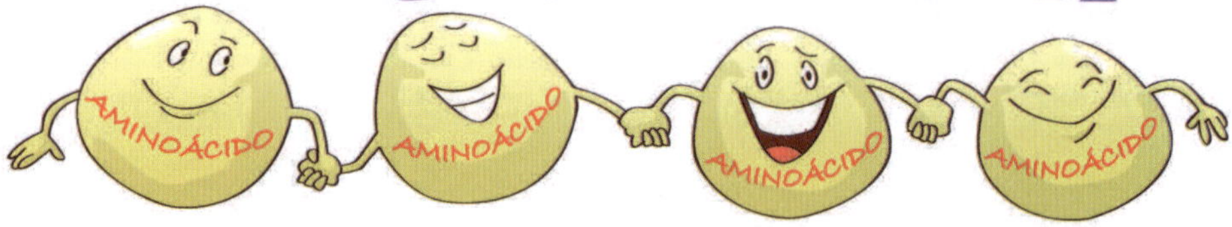

As proteínas são macromoléculas formadas de aminoácidos unidos em sequências de infinitas combinações.

Para o organismo assimilar as proteínas, é necessário que sejam transformadas novamente em aminoácidos. Processo este que ocorre durante a digestão.

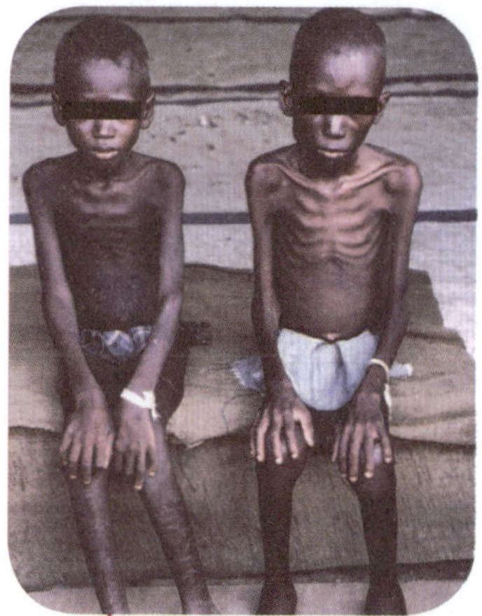

Jenny Matthews/Alamy/Other Images

A desnutrição prejudica o desenvolvimento.

Vitaminas

Alimento regulador, que se divide em vários grupos:

GRUPO	SUBGRUPO	NOME	SOLUBILIDADE	AÇÃO
A		Retinol	gordura	Crescimento/visão/hormônios
B	B1	Tiamina	água	Nervos/crescimento/tecidos
	B2	Riboflavina	água	Mucosa/olhos/cicatrização
	B5	Ácido pantotênico	água	Energia/sistema nervoso central
	B6	Piridoxina	água	Hemácias/proteínas/sistema nervoso central
	B11	Ácido fólico	água	Ácido nucleico/glóbulos vermelhos
	B12	Cianocobalamina	água	Células vermelhas do sangue/DNA
C		Ácido ascórbico	água	Resistência/estresse/absorção de ferro
D	*	Calciferol	gordura	Retenção de cálcio e fósforo
E		Tocoferol	gordura	Esterilidade/mucosa/digestão de gorduras
H	**	Biotina	gordura	Pele/metabolismo de glicídios e proteínas
K	**	Naftoquinona	gordura	Coagulação/vasos/fígado
PP	**	Nicotinamida (Niacina)	água	Aproveitamento da energia dos alimentos

* Produzida no organismo a partir do ergosterol.

** Produzida ou sintetizada no intestino.

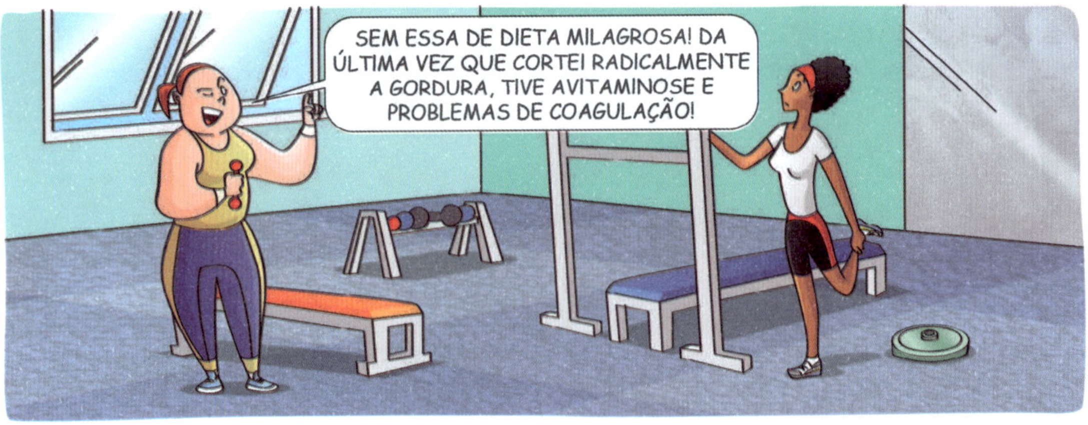
SEM ESSA DE DIETA MILAGROSA! DA ÚLTIMA VEZ QUE CORTEI RADICALMENTE A GORDURA, TIVE AVITAMINOSE E PROBLEMAS DE COAGULAÇÃO!

Certas dietas, com a eliminação de gorduras, prejudicam a absorção de vitaminas lipossolúveis (solúveis em gorduras). A carência de vitaminas provoca avitaminoses.

Glicídios ou carboidratos

Glicídios, glucídios ou glúcides são conhecidos popularmente por açúcares, porque a maioria de seus representantes apresenta um sabor adocicado. Podemos também defini-los como hidratos de carbono ou carboidratos. São exemplos de glicídios: glicose, frutose, galactose, sacarose, dextrose, maltose etc.

Os glicídios se dividem em três grupos:

- *Monossacarídeos* (não sofrem decomposição pela água — glicose, frutose etc.);
- *Oligossacarídeos* (são decompostos pela água, produzindo poucos monossacarídeos);
- *Polissacarídeos* (são decompostos pela água, produzindo muitos monossacarídeos).

Os glicídios são fundamentais, pois fornecem energia para o organismo.

Os carboidratos são os alimentos de origem vegetal produzidos por fotossíntese. Os polissacarídeos são carboidratos de estrutura mais complexa. Entre eles existem a celulose e o amido, constituídos de frações menores, denominadas monossacarídeos. Os carboidratos, para serem assimilados, também devem ser reduzidos a estruturas menores (monossacarídeos) pelo organismo, processo que recebe o nome de digestão.

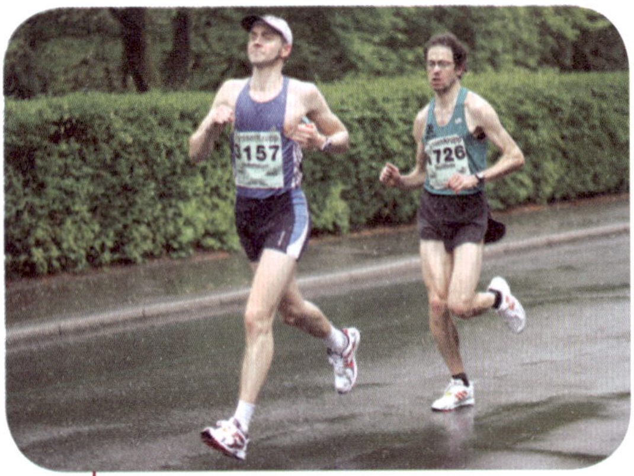
3157
726

Richard Wareham

Para suportar o gasto intenso de energia, os maratonistas ingerem carboidratos nas refeições que antecedem as provas.

Lipídios

São comumente identificados como óleos e gorduras, mas conforme a sua constituição, classificam-se em glicerídeos, fosfatídeos, cerídeos e cerebrósidos.

Os glicerídeos são os óleos e as gorduras propriamente ditos. Entre os fosfatídeos, estão as lecitinas; entre os cerídeos, a cera de abelha e a de carnaúba; já os cerebrósidos são encontrados nas células do sistema nervoso.

Compostos de glicerol e ácidos graxos, os glicerídeos também são importantes para nosso organismo.

Sais minerais

Nesse grupo, incluímos:

- *Ferro* — fundamental para a formação da hemoglobina; sua ausência provoca anemia.

- *Cálcio e fósforo* — essenciais para a formação e manutenção dos dentes e da estrutura óssea.
- *Cloreto de sódio* (sal de cozinha) — atua como condutor energético.
- *Iodo* — sua carência provoca o bócio (aumento na glândula tireoide), por isso, consumimos sal iodado.

Valor nutricional

Os rótulos dos alimentos são obrigados a trazer seu valor nutricional. Observe o exemplo de uma marca de margarina disponível no mercado:

INFORMAÇÃO NUTRICIONAL PORÇÃO DE 10 G (1 COLHER DE SOPA)		
QUANTIDADE POR PORÇÃO		%VD (*)
Valor energético	72 kcal = 302 J	4 %
Carboidratos	0 g	0 %
Proteínas	0 g	0 %
Gorduras totais	8,0 g	15 %
Gorduras saturadas	2,0 g	9 %
Gorduras trans	0 g	**
Gorduras monoinsaturadas	2,0 g	**
Gorduras polinsaturadas	3,7 g	**
Colesterol	0 mg	0 %
Fibra alimentar	0 g	0 %
Sódio	0 mg	0 %
Vitamina A	45 mcg	8 %

* % Valores diários com base em uma dieta de 2.000 kcal ou 8.400 kJ. Seus valores diários podem ser maiores ou menores dependendo de suas necessidades energéticas.

** VD não estabelecido.

Segundo a Anvisa (Agência Nacional de Vigilância Sanitária), os valores de referência/dia são:

IDENTIFICAÇÃO	VALOR/DIA	O QUE É	FÓRMULA	COMENTÁRIOS
Valor calórico	2.000 kcal	Indica a energia que o alimento fornece.	Calorias do carboidrato + calorias da proteína + calorias das gorduras	Representa o valor energético total do alimento.
Carboidratos	300 g	Fornece energia para o corpo.	Calorias do carboidrato 4 kcal/g	São também conhecidos como glicídios.
Proteínas	75 g	É construtor, reparador e cicatrizante.	Calorias da proteína: 6 kcal/g	Provêm dos aminoácidos.
Gorduras totais	55 g	Transporte de vitaminas lipossolúveis, equilíbrio térmico e composição da membrana celular.	Gorduras saturadas + Gorduras insaturadas + Gorduras *trans*. Produzem 9 kcal/g	Gorduras *trans* devem ser banidas, pois colaboram com o colesterol nocivo à saúde.
Gorduras saturadas	22 g	Em excesso provocam doenças vasculares, obesidade e câncer.	Calorias das gorduras saturadas: 9 kcal/g	Não há parâmetros de consumo para gorduras insaturadas.
Fibra alimentar	25 g	Contribuem com o bom funcionamento dos intestinos.	Tem valor calórico quase nulo: 0 kcal/g	Dá sensação de saciabilidade, reduzindo a fome.
Sódio	2.400 μg	Atua no sistema nervoso, na condução eletrolítica.	Valor calórico: 0 kcal/g	O consumo excessivo resulta em hipertensão.

TÉCNICAS DE CONSERVAÇÃO 4

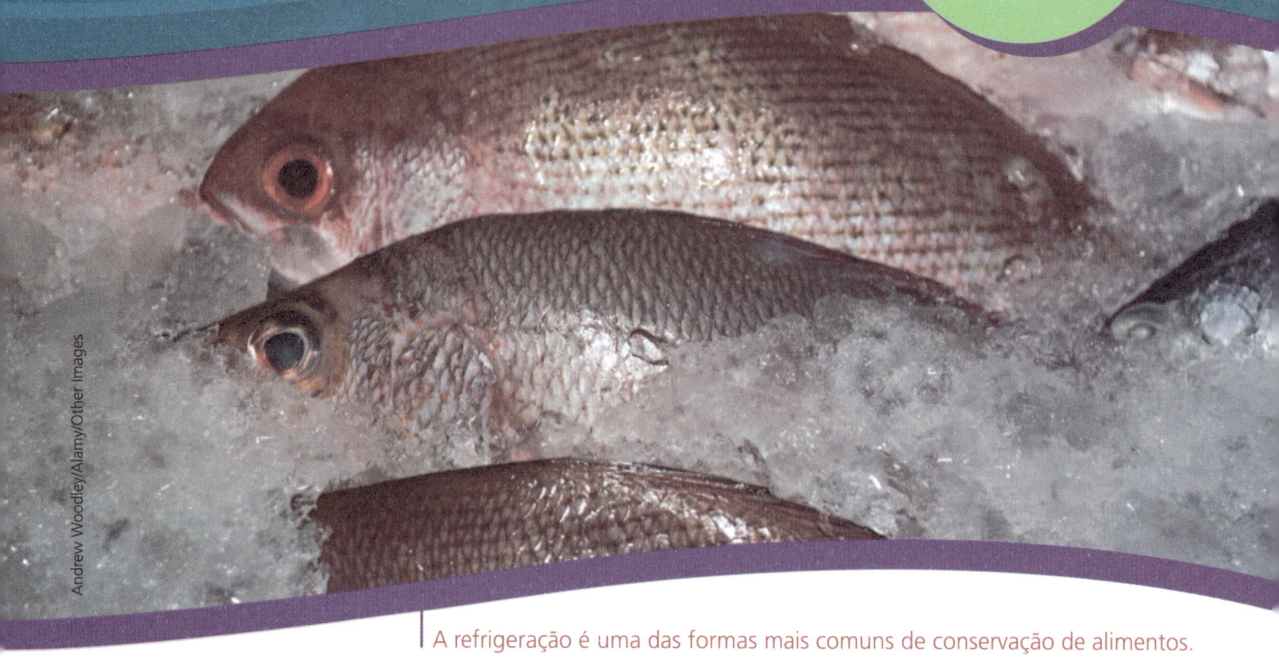

Andrew Woodley/Alamy/Other Images

A refrigeração é uma das formas mais comuns de conservação de alimentos.

SÃO INÚMERAS AS MANEIRAS DE CONSERVAR ALIMENTOS. A GELADEIRA E O *FREEZER* RETARDAM A SUA DETERIORAÇÃO: EM BAIXAS TEMPERATURAS, BACTÉRIAS E MICRO-ORGANISMOS TÊM SUAS ATIVIDADES METABÓLICAS DIFICULTADAS. COM A QUEDA DA TEMPERATURA, AS MOLÉCULAS ENTRAM EM UM RITMO MENOR, IMPEDINDO AS REAÇÕES QUÍMICAS DO PROCESSO DE DECOMPOSIÇÃO. QUANTO MAIS BAIXA A TEMPERATURA, MAIOR SERÁ A DURABILIDADE DOS ALIMENTOS.

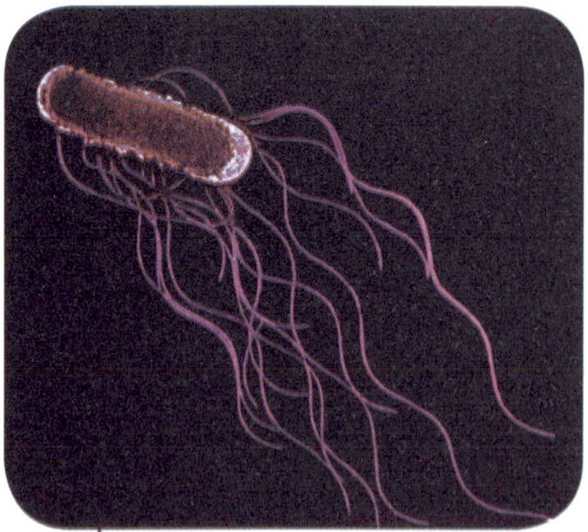

Visuals Unlimited/Corbis/LatinStock

Diversas espécies da bactéria *Salmonella* causam gastrenterites e febre tifoide, doenças que resultam em grande mortalidade em todo o mundo.

Pasteurização

A variação de temperatura também é usada na conservação de alimentos para aumentar o prazo de consumo. Idealizada pelo químico francês Louis Pasteur, a pasteurização explora o choque térmico. Embalagens de leite longa-vida normalmente trazem a técnica utilizada na pasteurização. Uma

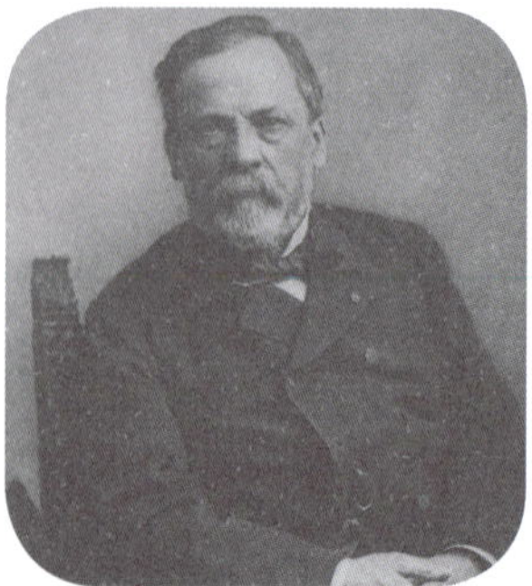

Album/akg-images/Latin Stock

Louis Pasteur inventou o processo que leva seu nome, pasteurização.

delas consiste na elevação da temperatura a 145 °C por três segundos, depois no resfriamento brusco antes de ser embalado: é a ultrapasteurização UHT (*Ultra-High Temperature*).

A pasteurização também é usada para interromper processos de fermentação, como os usados na produção de bebidas, chucrutes, azeitonas em conserva, entre outros.

Conservação popular

As técnicas populares muitas vezes são exploradas sem conhecimento prévio de seu funcionamento e eficácia. Vamos tentar entendê-las.

Carnes

A defumação evita o ranço da gordura e dá um gostinho especial ao alimento. A secagem e a salga eliminam a água, impedindo a proliferação de micro-organismos.

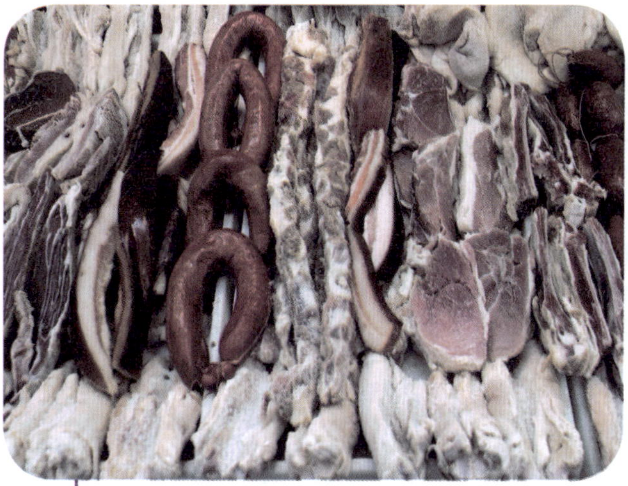

Caetano Barreira/Olhar Imagem

Bacon, carne de sol e certas linguiças podem ser conservados com a defumação.

O sal é uma substância higroscópica (absorve umidade). Basta verificar o saleiro em dias de chuva para constatar que, devido ao excesso de umidade no ar, ele fica úmido e depois empedra. Baseada nessa característica, a salga é usada para retirar a água de carnes como bacalhau e pertences da feijoada. Quanto menor a quantidade de água, menor a chance de proliferação de organismos decompositores.

Outras técnicas de conservação caseira usam a imersão de carnes na própria gordura (torresmo, toucinho, *bacon*) ou o revestimento com parafina (salame e queijos como o provolone).

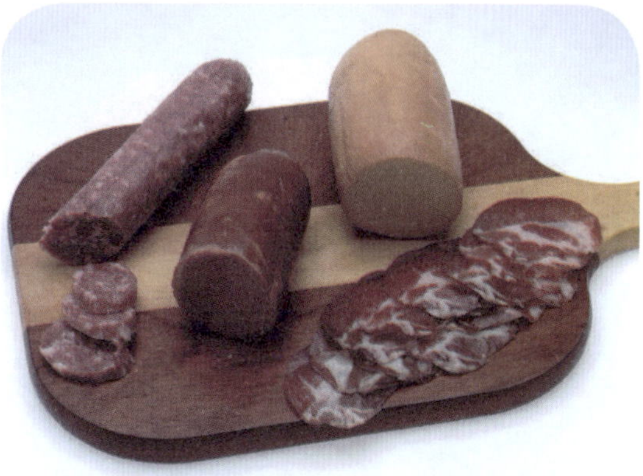

Fabio R. Martins

A gordura e a parafina podem ser usadas para proteger alimentos do contato com o ar.

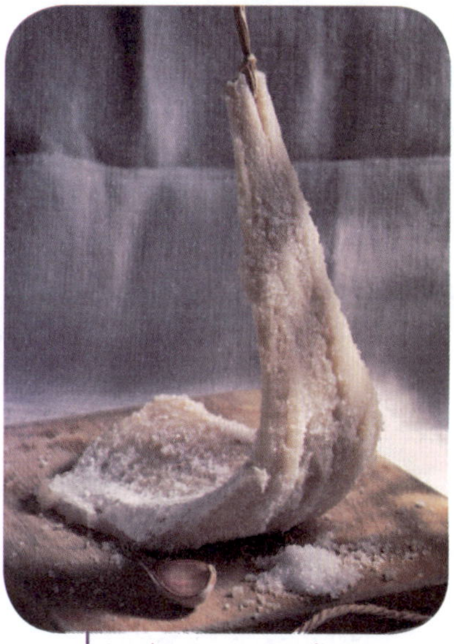

Dieterlen/Other Images

O sal conserva os alimentos.

Leite

Ferver o leite para não estragar é uma técnica antiga ainda comum no interior do país, principalmente entre pequenos criadores de gado. Mas nos grandes centros o leite longa-vida eliminou esse hábito. Como antigamente não existia geladeira e não se conhecia esse processo, o jeito foi criar "receitas" duradouras ou que pudessem reaproveitar o produto, como manteiga, queijos e iogurtes.

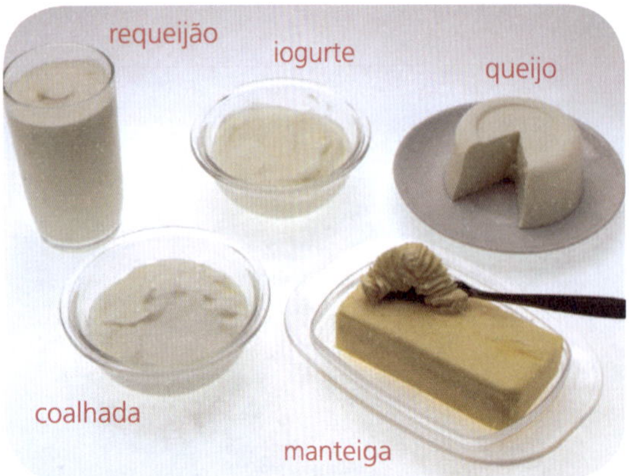

Fabio R. Martins

O leite pode ser aproveitado fermentado ou não.

Alimentos de origem vegetal

As compotas caseiras têm a vida prolongada graças à calda com muito açúcar. Assim como o sal, o açúcar absorve a umidade, e em meio saturado, como a calda que contém muito açúcar para pouca água, ele não consegue se dissolver completamente, passando a absorver a água contida nas frutas. Esse processo chama-se osmose e acontece quando o solvente (a água) sai do meio com menor concentração (de açúcar no fruto) para o de maior concentração (a calda).

As frutas ainda podem ser conservadas secas, congeladas ou cristalizadas.

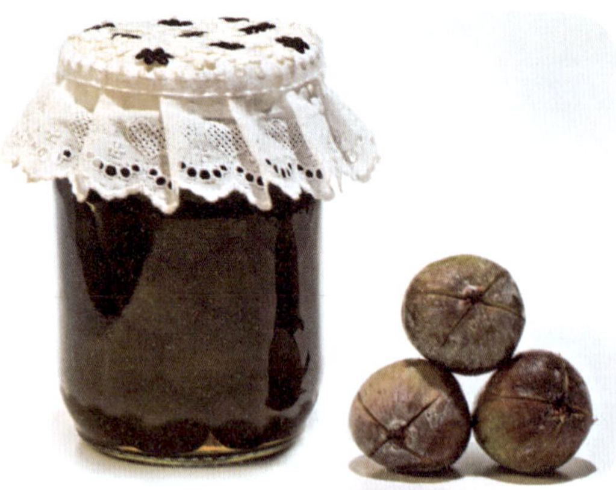

Rita Barreto

Talhos em cruz e retirada da casca facilitam a osmose e a conservação dos frutos nas compotas.

Os picles são conservados graças à elevação da acidez. O vinagre (ácido acético) penetra nos tecidos do vegetal, deixando o meio ácido e impedindo a ação de micro-organismos. A osmose pela salmoura também auxilia na conservação de alimentos cozidos em seu meio.

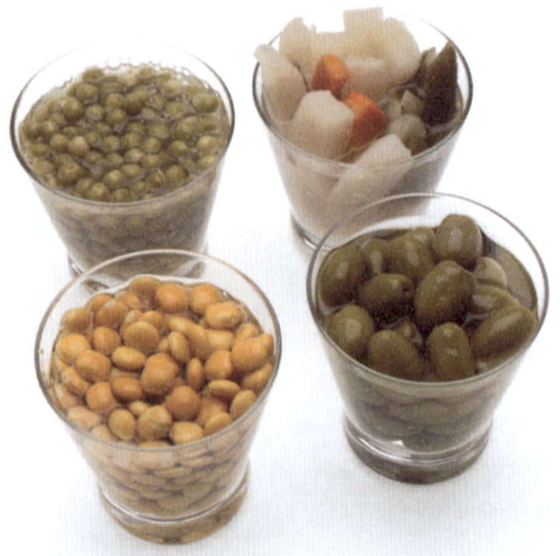

Fabio R. Martins

Alimentos em meio ácido ou salino.

Você sabia?

Os micro-organismos que caem em meios nos quais o alimento sofre osmose também serão desidratados pelo mesmo princípio; ou seja, o sal, por promover a osmose em meio saturado, como a salmoura das conservas, age como antisséptico ao destruir os micro-organismos ali presentes, por desidratação.

O alho, a canela, a pimenta-do-reino e o cravo-da-índia são, além de temperos, excelentes conservantes de ação antibiótica. O alho possui o *allicin*, uma substância conservante com poder antibacteriano e antifúngico, que inibe a ação de certas enzimas. A canela é um ótimo conservante, pois possui o acetato de eugenol, que atua como antisséptico, e o aldeído cinâmico, usado como aromatizante. O cravo-da-índia também contém eugenol, que, além do seu poder antioxidante, previne o ranço dos alimentos e conserva contra a ação de bolores.

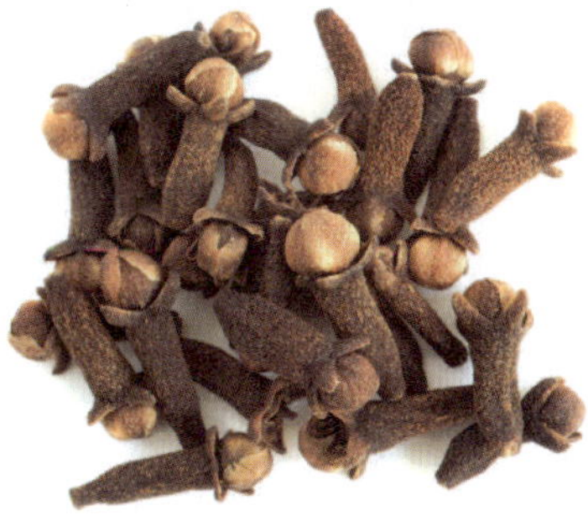

Stockxpert / Image Plus

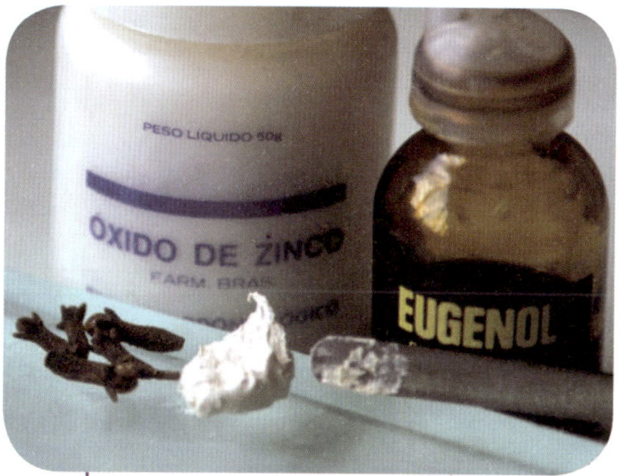

Ricardo Yorio

O eugenol é usado com o óxido de zinco pelos dentistas para preparar os "curativos branquinhos".

A hora e a vez dos aditivos

Aditivos são substâncias que, adicionadas aos alimentos, têm funções de conservação ou adaptação para o consumo.

A legislação que regulamenta o uso de aditivos em alimentos já sofreu muitas alterações. Entre elas, destaca-se, o Decreto nº 55.871, publicado em 24/4/1965, que regulamentou o limite de tolerância dos aditivos e eventuais contaminantes nos alimentos. A divulgação dos aditivos nas embalagens, no entanto, só se tornou obrigatória a partir de 17/2/1976. E foi apenas em 1997 que se aprovou a regulamentação técnica quanto a definições, classificações e emprego dos aditivos, compatibilizando a legislação nacional com os instrumentos regularizadores do Mercosul (Portaria nº 540 – SVS/MS, de 27/10/1997).

Mas de que valem as informações dos rótulos se são confusas para o consumidor? E as informações complementares disponíveis também não ajudam muito. Observe:

TIPOS DE ADITIVOS	APLICAÇÕES
Acidulante	Dar acidez e conservar
Aromatizante	Dar aromas e sabores
Antioxidante	Impedir a ação do oxigênio
Antiumectante	Eliminar a umidade
Conservante	Impedir a deterioração
Corante	Dar cor
Edulcorante	Adoçar
Espessante	Dar volume e viscosidade
Estabilizante	Dar cremosidade

PRODUTO	DESCRIÇÕES DO RÓTULO
Goma de mascar	INS 422, INS 322, INS 330, INS 129, entre outros
Achocolatado	INS 322, INS 150, entre outros
Patê de carne	INS 452, INS 260, INS 300, INS 249, entre outros
Maionese	INS 385
Queijo tipo suíço	INS 331iii, INS 541, INS 339i, INS 200, INS 270, INS 330
Sal	INS 504i
Água tônica *diet*	INS 211, INS 330, INS 334, INS 954, entre outros
Margarina	INS 160i, INS 270, INS 280, INS 310, INS 311, INS 312, INS 320, INS 321, INS 322

Você sabia?

A CNNPA (Comissão Nacional de Normas e Padrões para Alimentos) efetua o controle das substâncias usadas como aditivos e, como órgão oficial, publica periodicamente as regulamentações no Diário Oficial da União.

Mais detalhes: Anvisa (Agência Nacional de Vigilância Sanitária)

Disponível em: <http://www.anvisa.gov.br/legis/resol/38_77.htm>. Acesso em 10 ago. 2009.

Alguns aditivos não possuem especificações quanto ao limite de ingestão diária, porém a maioria é regulamentada em unidades de massa ao dia.

ALGUNS ADITIVOS E SEUS LIMITES DE USO
(EM GRAMAS) POR 100 G

1. Acidulante – dá acidez ao alimento

INS 334 .... 0,5 (ácido tartárico)
INS 355 .... 1,0 (ácido adípico)

2. Antioxidante – evita a ação agressiva do oxigênio

INS 310 .... 0,01 sobre o teor de gordura (galato de propila)
INS 320 .... 0,02 sobre o teor de gordura (butil-hidroxianisol, BHA)
INS 321 .... 0,01 sobre o teor de gordura (butil-hidroxitolueno, BHT)

3. Corante – dá cor ao alimento

INS 120 .... 0,030 (cochonilha-do-carmim)
INS 133 .... quantidade satisfatória (azul brilhante FCF)
INS 140i .... quantidade satisfatória (clorofila)
INS 160b ..... 0,020 como bixina (urucum/bixina)

4. Emulsificante – permite a mistura de líquidos que não se misturam

INS 495 .... 0,5 (monopalmitato de sorbitana)

5. Estabilizante – evita a decomposição ou transformação natural

INS 475 .... 0,2 (ésteres de ácidos graxos com propiglicerol)
INS 442 .... 0,5 (sais de amônio do ácido fosfatídico)

6. Glaceante – permite gelar sem empedrar

INS 903 .... 0,5 (cera de carnaúba)
INS 905a .... 0,5 (parafina líquida)

7. Espessante – dá volume ao alimento

INS 405 .... 0,5 (alginato de propileno glicol)

8. Umectante – umidifica o alimento

INS 1520 .... 0,10 (metilglicol)

9. Antiumectante/Antiaglutinante – evita a umidade ou aglutinação

INS 470i .... 2,0 (estearato de magnésio)
INS 341i .... 0,2 (como pentóxido de difósforo) / (fosfato monocálcico)

10. Conservante – conserva em condição de uso

INS 249 .... 0,015 (nitrito de potássio)
INS 251 .... 0,03 (nitrato de sódio)

11. Aromatizantes (flavorizante) – dá aroma

O uso dos aromatizantes é liberado em quantidades necessárias para dar o aroma desejado ao produto.

A legislação falha!

Se observarmos a legislação, veremos que é conflitante. Analisemos em especial a definição de aditivo alimentar da portaria nº 540 – SVS/MS, de 27/10/1997.

"Aditivo Alimentar: é qualquer ingrediente adicionado intencionalmente aos alimentos, sem propósito de nutrir, com o objetivo de modificar as características físicas, químicas, biológicas ou sensoriais, durante a fabricação, processamento, preparação, tratamento, embalagem, acondicionamento, armazenagem, transporte ou manipulação de um alimento. Ao agregar-se poderá resultar em que o próprio aditivo ou seus derivados se convertam em um componente de tal alimento. Esta definição não inclui os contaminantes ou substâncias nutritivas que sejam incorporadas ao alimento para manter ou melhorar suas propriedades nutricionais."

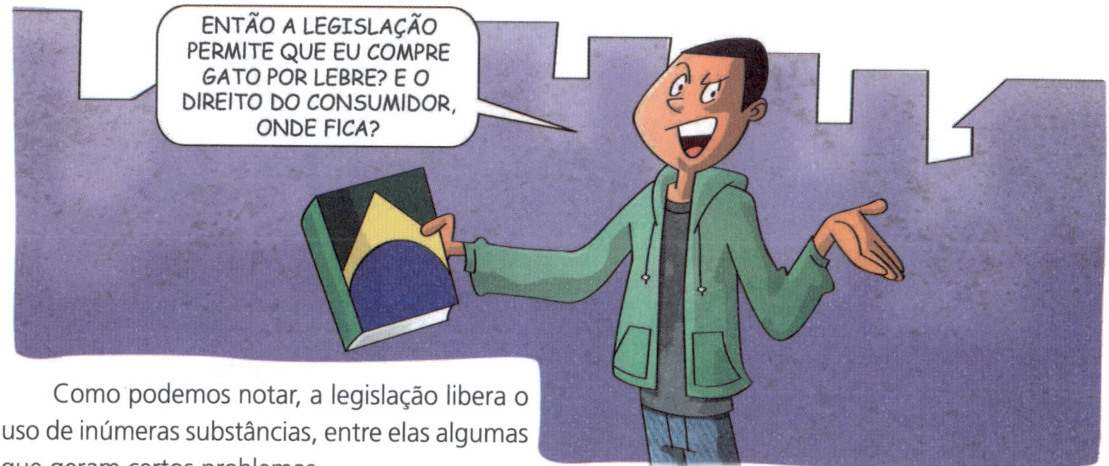
ENTÃO A LEGISLAÇÃO PERMITE QUE EU COMPRE GATO POR LEBRE? E O DIREITO DO CONSUMIDOR, ONDE FICA?

Como podemos notar, a legislação libera o uso de inúmeras substâncias, entre elas algumas que geram certos problemas.

ADITIVO	PROBLEMAS CAUSADOS
Fosfolipídios	Colesterol e arteriosclerose
Flavorizantes	Alergias, crescimento retardado e câncer
Sacarina e ciclamato	Câncer e hipertensão
Nitritos e nitratos	Câncer no estômago e no esôfago
Ácido benzoico, polissorbatos e umectantes	Alergias e distúrbios gastrintestinais
Ácido fosfórico	Cálculo na bexiga
Dióxido de enxofre	Redução do nível de vitamina B1 e mutações genéticas
Corantes	Anemia, alergias e toxicidade sobre fetos, podendo nascer bebês com deformações
Ácido acético	Cirrose hepática, descalcificação de ossos
BHT e BHA	Tóxicos aos rins e fígado, e interfere na reprodução
EDTA	Anemia e descalcificação
Caramelo	Convulsões (quando preparado em desacordo)

Após vários estudos conclusivos, o uso do ciclamato foi proibido nos Estados Unidos (em 1969) e em outros países, mas sua venda e uso para consumo continuam permitidos no Brasil. Outro adoçante, o aspartame, também é contraindicado para gestantes com histórico de fenilcetonúria. Obtido a partir de fenilcetonúricos, o aspartame pode favorecer o surgimento da

USO DE ADOÇANTES NA GRAVIDEZ

SACARINA E CICLAMATO

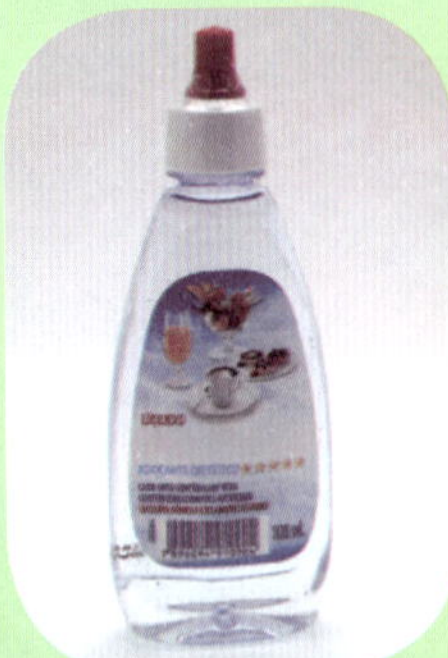

Fabio R. Martins

A sacarina é um derivado da naftalina quatrocentas vezes mais doce do que o açúcar. Pesquisas indicam potencial carcinogênico (câncer de bexiga) em espécies animais, recomendando-se evitar o uso durante a gestação e lactação. Alguns pesquisadores associaram o uso do ciclamato ao aumento na incidência de malformações e problemas comportamentais nos fetos.

ASPARTAME

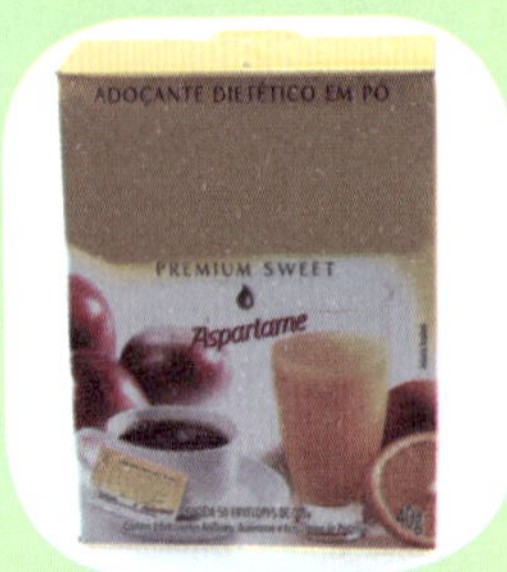

Fabio R. Martins

Na gravidez, a preocupação com o aspartame se deve ao acúmulo de aspartato. Em ratos, a ingestão maciça de aspartato produz necrose no hipotálamo. No entanto, o aspartato não se acumula nos tecidos fetais, ou seja, não existem evidências de toxicidade fetal devido ao aspartato decorrente da ingestão materna de aspartame. [...] Já pessoas com fenilcetonúria (PKU), incapazes de converter a fenilalanina em tirosina, podem gerar crianças com atraso mental, microcefalia, mielinização, deficiência dos nervos, reflexos hiperativos e menor expectativa de vida. Assim, todos os indivíduos com fenilcetonúria devem controlar o consumo de aspartame, inclusive durante a gestação e a lactação.

SUCRALOSE

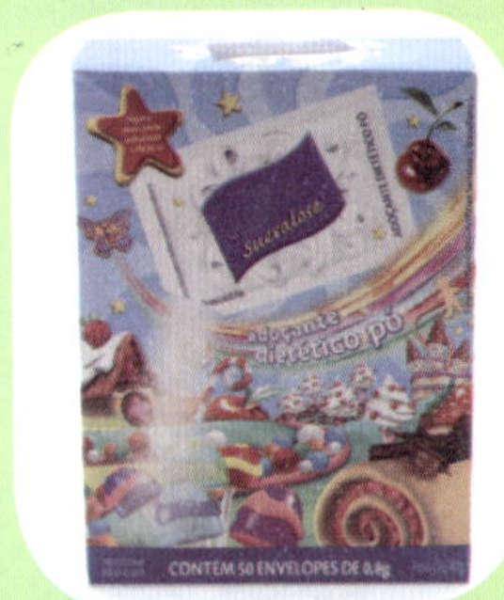

Fabio R. Martins

A sucralose é um dos adoçantes mais comercializados nos Estados Unidos e pode ser usada em aromatizantes, conservantes, temperos, molhos prontos, compotas etc. Assim como o aspartame, a sucralose também pode provocar crises de enxaqueca.

ESTÉVIA

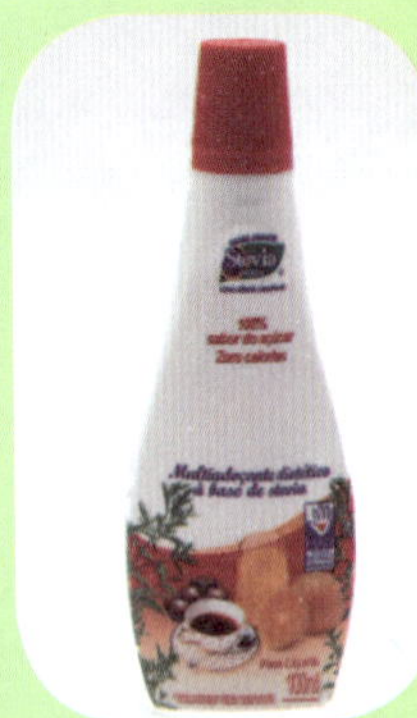

Fabio R. Martins

Este adoçante não possui calorias e adoça trezentas vezes mais do que o açúcar. [...] Estudos em animais e humanos indicam que a estévia possui propriedades anti-hipertensivas. A estévia pode ser usada em pacientes com fenilcetonúria e não foram descritas reações alérgicas até o momento. Em animais, a estévia não produziu efeitos adversos sobre a gestação, porém não existem estudos quanto ao seu uso durante a gestação em humanos. Por não ser comercializado nos Estados Unidos, esse adoçante não foi oficialmente classificado pela FDA (Food and Drug Administration) quanto ao risco na gravidez. Não existem dados disponíveis para avaliar seu uso durante a lactação.

Adaptado de: TORLONI, Maria Regina et al. O uso de adoçantes na gravidez: uma análise dos produtos disponíveis no Brasil. *Revista Brasileira de Ginecologia e Obstetrícia*, Rio de Janeiro, n. 5, vol. 29, mai. 2007. Disponível em: <http://www.scielo.br/scielo.php?script=sci_arttext&pid=S0100-72032007000500008>. Acesso em 18 mar. 2009.

fenilcetonúria, uma doença caracterizada pela deficiência na quantidade normal da fenilalanina hidroxilase hepática, substância responsável pela quebra do aminoácido fenilalanina. A falha nesse processo permite o acúmulo de tal aminoácido no organismo, afetando principalmente o cérebro.

A inclusão de substâncias para enganar o paladar e o olfato do consumidor é amplamente difundida na indústria dos alimentos. O butirato de etila, por exemplo, é usado para dar o sabor artificial de manteiga. Entre outros, existe o 3-4-benzopireno, um flavorizante que dá sabor de "fumaça", para o alimento parecer defumado. O benzaldeído pode também dar sabores de coco, amêndoa e cereja; e o acetato de etila, de maçã ou menta.

O EDTA é usado em maioneses para substituir a gema do ovo.

O estabilizante polisorbato 60 é tensoativo (detergente), ou seja, permite a mistura da água com óleo e é usado para dar viscosidade às maioneses, margarinas e ao chantili.

O manitol, que tem poderes laxativos, tem o uso liberado em biscoitos, chocolates e alimentos dietéticos sem limite determinado.

Por fim, comemos cola! Isso mesmo, aquela cola usada nos correios, a goma-arábica, também é usada no lugar do amido em diversos tipos de doces.

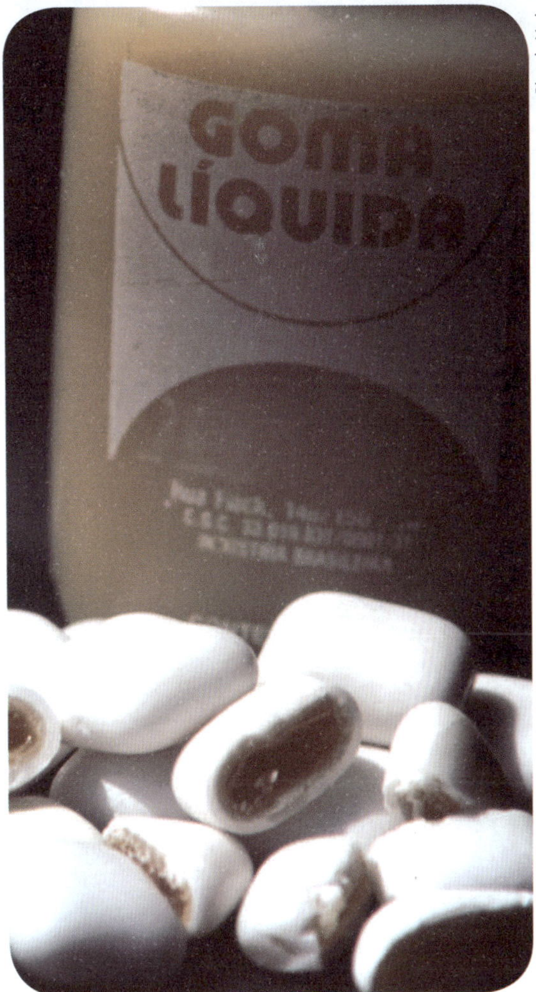

Ricardo Yorio

Cola é usada como recheio de balas.

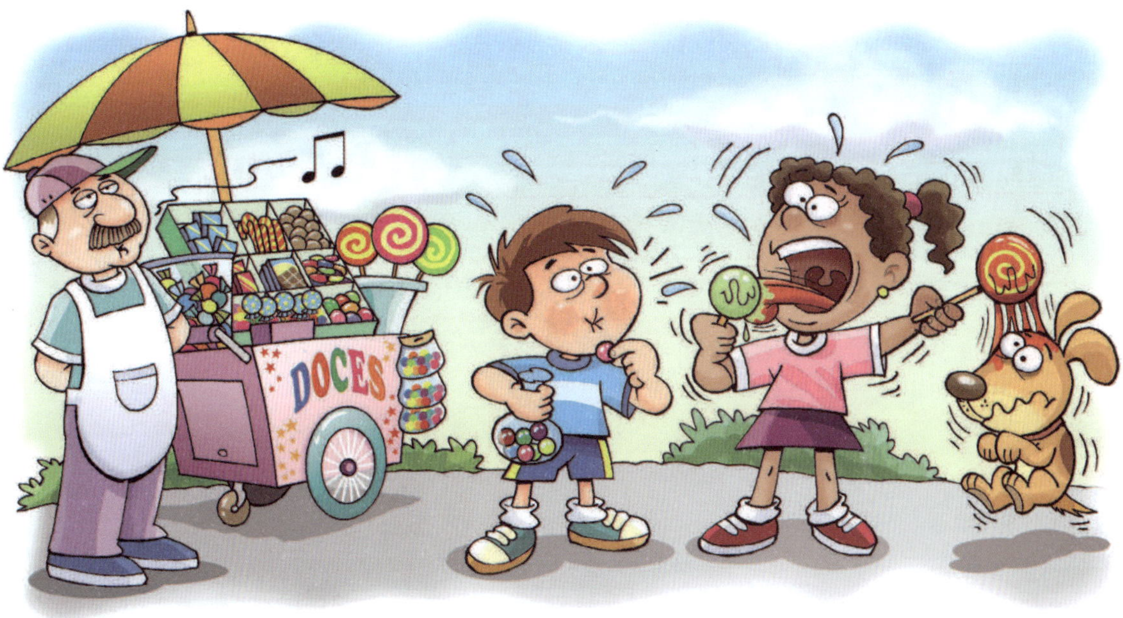

ARTIMANHAS INDUSTRIAIS

5

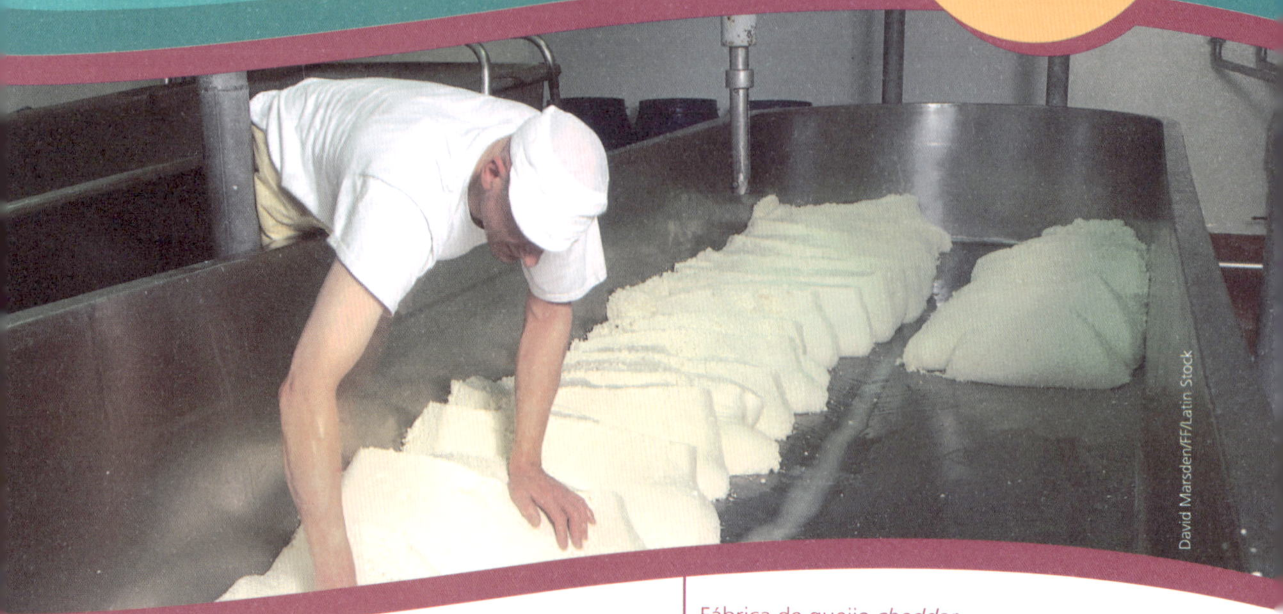
David Marsden/FF/Latin Stock

Fábrica de queijo *cheddar*.

MUITOS ALIMENTOS SOFREM "METAMORFOSES" ATÉ CHEGAREM À NOSSA MESA, O QUE MUITAS VEZES ACABA INTERFERINDO NA SUA QUALIDADE. VEJAMOS ALGUNS CASOS.

Leite

Após a ordenha, o leite é colocado em tambores, que muitas vezes ficam expostos ao tempo até serem transportados. Na usina, uma pequena amostra é misturada a um mesmo volume de um reagente chamado alisarol, que qualifica o leite em fresco, estragado, ácido ou alcalino. Durante a pasteurização, o leite muito ácido tende a coagular, o que indica alterações minerais ou proteicas no leite.

O leite possui 4% de gordura, já o desnatado é totalmente destituído de sua parte nobre, a gordura, e vendido com o nome *light*.

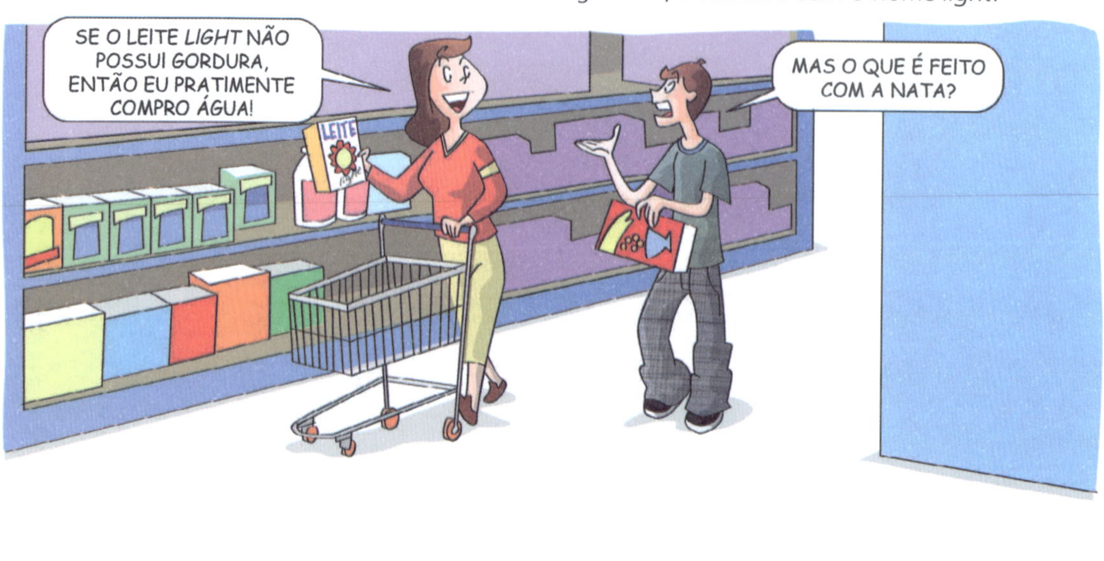
SE O LEITE *LIGHT* NÃO POSSUI GORDURA, ENTÃO EU PRATIMENTE COMPRO ÁGUA!
MAS O QUE É FEITO COM A NATA?
LEITE

A gordura extraída do leite toma vários destinos: manteiga (80% de gordura e 20% de água), iogurtes, cremes, doces etc.

O leite reprovado é devolvido à fazenda com corante azul de metileno para evitar fraudes. Mas as fraudes podem acontecer antes de o leite sair das fazendas. Já houve casos de criadores fazerem o teste do alisarol antes das usinas. E, para mascarar o resultado, adicionaram antiácidos (como bicarbonato de sódio, cal, soda cáustica e barrilha) e até urina da vaca para eliminar a alcalinidade.

Formol, água oxigenada, cloro e antibióticos acabam sendo usados para impedir a ação das bactérias, e o cloro funciona ainda como alvejante para o leite.

Se a vaca ordenhada estiver em tratamento, o leite certamente virá com essas substâncias, o que só é identificado pelas usinas na hora da fabricação de queijos e iogurtes, que acabam não fermentando.

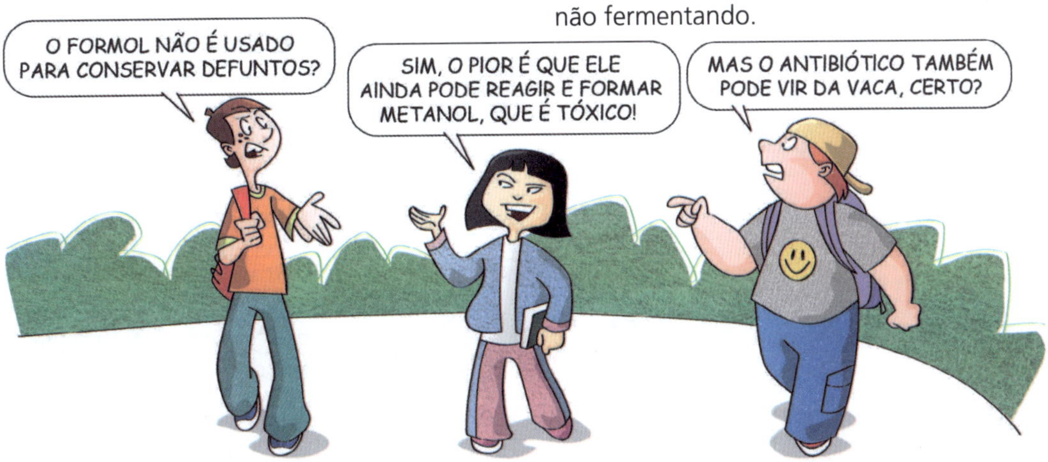
O FORMOL NÃO É USADO PARA CONSERVAR DEFUNTOS?
SIM, O PIOR É QUE ELE AINDA PODE REAGIR E FORMAR METANOL, QUE É TÓXICO!
MAS O ANTIBIÓTICO TAMBÉM PODE VIR DA VACA, CERTO?

Esse é um dos motivos pelos quais os próprios fabricantes não recomendam o consumo do leite industrializado para os lactentes. Muitos médicos recomendam para esse público, em caso de necessidade, o uso do leite em pó, que é apenas desidratado.

O mercado também disponibiliza leites com ácidos graxos, como o ácido alfa-linolênico, ácido docosahexanoico e o ácido eicosapentaenoico, também conhecidos como ômega 3, que ajudam na redução dos níveis de triglicerídios e do colesterol total. O leite enriquecido com ferro também é disponibilizado no mercado, pois o leite é, naturalmente, pobre em ferro, substância fundamental no combate à anemia.

A tabela a seguir resume os principais *TIPOS DE LEITE* disponíveis no mercado:

TIPOS DE LEITE	COMPOSIÇÃO
Integral	com 4% de gordura
Semidesnatado	com 1,7% de gordura
Desnatado	com, no máximo, 0,2% de gordura
Com ômega 3	enriquecido com ácidos graxos fundamentais para o funcionamento do nosso organismo
Enriquecido com ferro	com 0,8 a 3,0 mg de ferro para cada 100 ml de leite

TIPOS DE LEITE
CILeite (Centro de Inteligência do Leite) <http://www.cileite.com.br/outros-leites.php>. Acesso em 8 abr. 2009.

Carnes

Existem três mandamentos básicos para as indústrias alimentícias: conservar, aproveitar e vender.

Peixes e carnes em geral são conservados e tratados desde o abate. Os peixes são conservados com um antibiótico (tetraciclina) e bissulfito, enquanto as carnes recebem os nitratos e os nitritos que as deixam vermelhinhas e retardam sua decomposição.

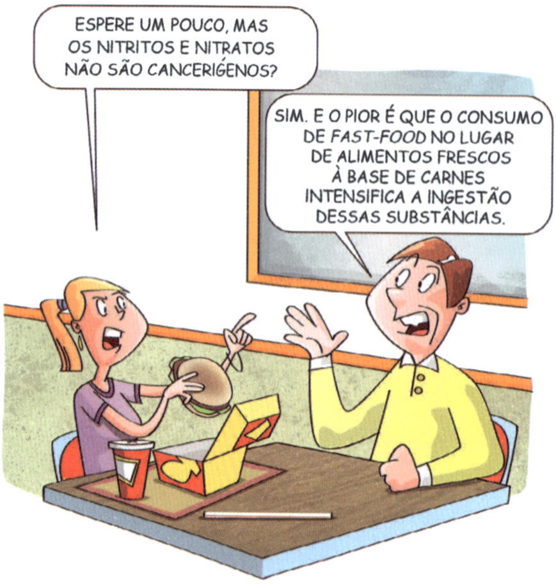
ESPERE UM POUCO, MAS OS NITRITOS E NITRATOS NÃO SÃO CANCERÍGENOS?
SIM. E O PIOR É QUE O CONSUMO DE *FAST-FOOD* NO LUGAR DE ALIMENTOS FRESCOS À BASE DE CARNES INTENSIFICA A INGESTÃO DESSAS SUBSTÂNCIAS.

Você sabia?

Como são feitas as salsichas

— Carnes não nobres de diferentes espécies animais até 60% do conteúdo
— Miolos, língua, coração, estômago, rins, fígado
— Tendões, pele e gorduras
— Sal de cozinha
— Proteínas texturizadas de soja (1/3 do total)
— Polifosfato
— Nitrito de sódio
— Glucona delta-lactona
— Ácido ascórbico

Processo usado para o fabrico

A carne é misturada e submetida à pasteurização; a seguir ela é cozida com os demais ingredientes por 14 horas. Por fim, é embalada em invólucros pré-fabricados e coloridos artificialmente. O sabor e o aroma das carnes dependem da ação dos nitritos e nitratos, e podem ser acentuados pela ação do glutamato monossódico, que estimula as papilas gustativas.

Obs.: É possível ainda encontrarmos na salsicha o dietilestilbestrol (DES), um hormônio utilizado para a engorda do gado, que atua em nosso organismo como anabolizante.

A princípio, o acréscimo de aditivos tem por objetivo eliminar a bactéria *Clostridium botulinum*, causadora do botulismo. O **BOTULISMO** (do latim *botulis*, "salsicha") recebeu esse nome por ser encontrado com frequência em salsichas. A bactéria não deteriora o alimento, mas nele se aloja na forma de esporos que, quando consumidos, encontram condições favoráveis à sua proliferação, produzindo uma toxina que pode matar um indivíduo em 72 horas. O que muita gente não sabe é que a bactéria do botulismo também se instala em conservas mal-embaladas, latas amassadas, enferrujadas ou fora do prazo de validade.

BOTULISMO

<http://www.discoverybrasil.com/hom.jsp?enc_article_id=5&category_id=5&site=brazil>. Acesso em 8 abr. 2009.

Por ironia, o mesmo aditivo que previne a morte poderá futuramente causá-la. Os nitratos são transformados em nitritos. Estes, em conjunto com o ácido clorídrico do estômago, formam o ácido nitroso, que por ação das enzimas reagem produzindo as nitrosaminas, que são cancerígenas.

Muitas empresas têm estudado o aproveitamento de outros tipos de carnes. A minhoca poderia ser uma grande aliada para combater a fome no mundo, pois sua carne é muito rica em proteínas (76%). Em diversos países, a fome ou questões culturais leva o povo a se alimentar de inúmeras espécies de animais, como lagartas, ratos, cachorros, escorpiões...

Você sabia?

Benefícios da minhoca

[...] A minhoca é utilizada como remédio desde os mais remotos tempos na China, onde recebe o nome de "chiu-yin" e no Japão "chiu-kyuin", conforme citações do livro *Pen Tsao Kang Mu*, de autoria de Li Shih Chen, maior autoridade na pesquisa de espécies de plantas, animais e minerais usados como medicamentos na China. Na medicina, a minhoca é citada como medicamento na cura da hipertensão, doenças do colesterol, bronquite, cálculo de vesícula, febre, hemorroidas, impotência sexual, micoses e outras doenças da pele, reumatismo, paralisia cerebral, anemia, emagrecimento, certos tipos de câncer e até Aids. O que podemos com certeza afirmar é que análises laboratoriais na indústria farmacêutica confirmam a presença das seguintes substâncias já utilizadas: tirosina, lubrofoebrina e praticamente todas as vitaminas do complexo B, além de sais minerais. Na região do Vale do Ribeira, em São Paulo, é comum o uso de minhoca desidratada na cura de doenças infantis, como anemia, desnutrição e bronquite. Na França tem-se estudado muito a sua utilização na cura de reumatismo e febre, e na China é utilizada na fabricação de espermicida. [...]

Na alimentação humana, os chineses utilizam a minhoca há mais de 2000 anos, e certas tribos da África equatoriana alimentam-se diariamente delas. Na cidade de Pomona, nos EUA, há concursos anuais gastronômicos com pratos feitos à base de carne de minhoca. Em 1975, Patrícia Howell ganhou o 1º prêmio da competição anual com uma torta de mel e castanhas que continha minhoca como ingrediente. A Editora Californiana Sig. Lud's e a Editora LEM, italiana, tem publicações de culinária utilizando carne de minhoca. [...] A Nasa revelou pesquisa mostrando que utiliza pasta de minhocas na dieta de astronautas. O manual de sobrevivência do exército americano recomenda que, esgotadas as fontes de recursos de alimentação usuais (cereais, animais conhecidos e frutas), deve-se cavar próximo das raízes de árvores, retirar três minhocas e ingeri-las, por serem consideradas ração suficiente para um dia na alimentação humana.Três minhoquinhas valem por um bifinho.

Fonte: REVISTA DA TERRA. *Benefícios da minhoca*. s/d. Disponível em: <http://www.revistadaterra.com.br/minhobeneficios.asp>. Acesso em 18 mar. 2009.

Em um mundo onde a fome é um dos maiores problemas, o aproveitamento de diversas partes dos animais de abate é fundamental. A feijoada tornou-se popular desde o tempo da escravidão e seu diferencial reside no aproveitamento dos restos de animais desprezados pela cozinha dos nobres.

Infelizmente, existe abuso por parte de alguns frigoríficos, muitas vezes clandestinos. Cabeça, bucho, papada de boi, miolos e até carne de animais doentes são aproveitados para a confecção de embutidos.

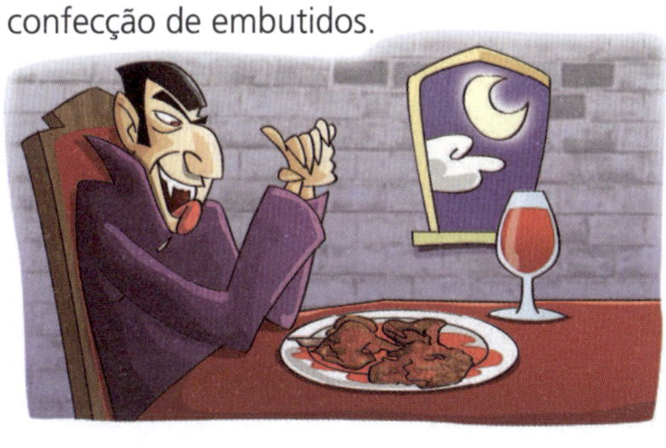

O sangue também é reaproveitado em embutidos como o chouriço e a morcela, mas também em receitas como a de galinha de cabidela.

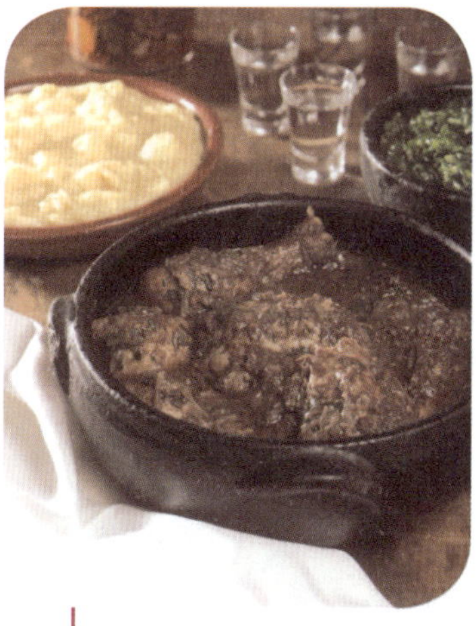

StockFood/Latinstock

Galinha de cabidela: receita tipicamente brasileira, preparada com o sangue da ave.

UMA QUESTÃO CULTURAL

Muitas vezes ficamos impressionados com os tipos de alimentos de alguns povos. É óbvio que pode nos parecer estranho, e até repulsivo, ouvirmos dizer que no Japão se come carne de jumento e enguia; e na Tailândia e na China, entre outros países, é comum comer carne de cachorro, lagartas e insetos. No México, por sinal, há pratos feitos com larvas de moscas e o famoso *chapolim* em conserva, que nada mais é do que gafanhoto curtido.

Alguns dos mais caros pratos ainda causam asco em inúmeras pessoas, como a rã e o *escargot*, que não passa de uma espécie de caramujo.

No Brasil, na região do Vale do Paraíba, em São Paulo, o abdome torrado da içá – fêmea da formiga saúva – já teve apreciadores ilustres, como Monteiro Lobato, mas para muitos o prato causa repulsa.

Alimentos à base de sangue também podem ser considerados macabros, mas algumas tribos africanas retiram parte do sangue do gado para beber. Como se costuma dizer, gosto não se discute. Além disso, é preciso considerar que nem todos os países do mundo têm abundância de alimentos. Cada povo come aquilo que pode ou que lhe é comum do ponto de vista cultural.

Bebidas

Entre os refrigerantes, o guaraná é o que contém o menor teor de aditivos. Graças às suas propriedades naturais, dispensa o uso de ácido fosfórico, óleo bromado e corantes artificiais (usa apenas o caramelo).

A cerveja recebe a vitamina C como antioxidante. Já o vinho e os sucos de frutas usam o dióxido de enxofre como conservante. Contudo, o dióxido de enxofre em excesso provoca náuseas, vômitos e diarreias.

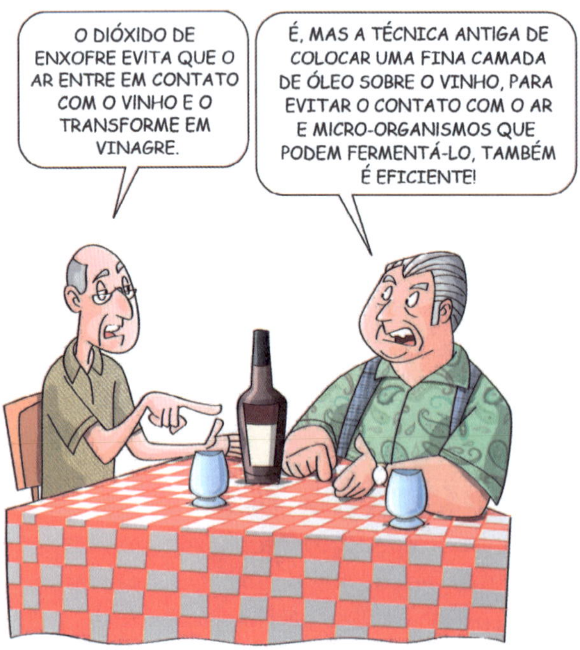
O DIÓXIDO DE ENXOFRE EVITA QUE O AR ENTRE EM CONTATO COM O VINHO E O TRANSFORME EM VINAGRE.
É, MAS A TÉCNICA ANTIGA DE COLOCAR UMA FINA CAMADA DE ÓLEO SOBRE O VINHO, PARA EVITAR O CONTATO COM O AR E MICRO-ORGANISMOS QUE PODEM FERMENTÁ-LO, TAMBÉM É EFICIENTE!

Frutas

As frutas são manipuladas desde a colheita. Banana, manga e caqui são maturados em ambientes fechados com presença do gás etileno, que também é liberado pela própria fruta. É por isso que se costuma embalar bananas verdes com jornal, na tentativa de aprisionar o etileno liberado e acelerar a maturação.

A casca da banana é decomposta com facilidade por fungos; para que isso não ocorra, usa-se um antibiótico chamado nistatina.

A laranja possui um antioxidante natural, o ácido ascórbico (vitamina C), que destrói os vírus; porém, sua decomposição é feita principalmente pela ação de fungos.

Frutos muito frágeis são substituídos por aditivos ou outros alimentos na indústria.

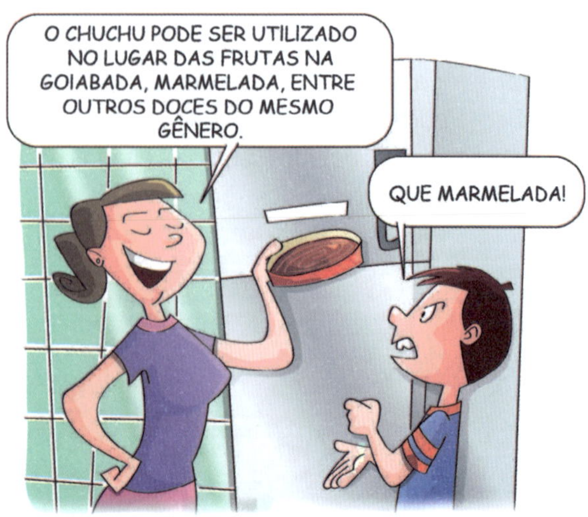
O CHUCHU PODE SER UTILIZADO NO LUGAR DAS FRUTAS NA GOIABADA, MARMELADA, ENTRE OUTROS DOCES DO MESMO GÊNERO.
QUE MARMELADA!

O amargo mundo dos doces

Muitos industriais procuram tirar proveito do consumidor. O chantili e o sorvete, embora não sejam líquidos, são vendidos por litro, já que possuem baixa densidade e grande volume.

FABRICAÇÃO DE SORVETE DE MASSA

— Gordura vegetal hidrogenada
— Alginato
— Carboxilmetilcelulose sódica
— Musgo irlandês
— Goma-arábica (cola dos correios)
— Mono e diglicerídeos
— Polissorbato 80
— Aromatizantes
— Corantes artificiais
— Ácido láctico
— Ar (para dar volume)

Como se processa

Mistura-se tudo e injeta-se o máximo possível de ar, para o sorvete tomar volume e adquirir cremosidade.

O chocolate é proveniente do cacau, que é torrado e moído para receber açúcar, leite em pó, lecitina de soja, vanila (aroma artificial de baunilha) e complementos como frutas e castanhas. A seguir é submetido a processos que o deixam macio, cremoso, com brilho e textura apropriados, para finalmente ser colocado em formas, embalado e estocado a 18 °C e 65% de umidade.

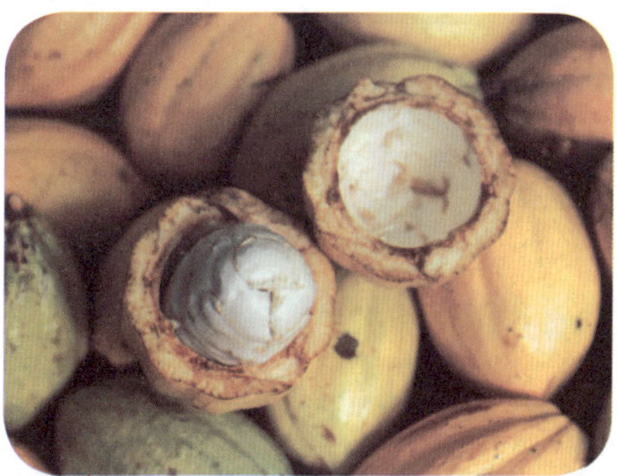

J. L. Bulcão/Pulsar

Cacau *in natura*.

A goma de mascar, o chiclete, surgiu de uma árvore denominada abeto, cuja seiva serviu de matéria-prima para as primeiras gomas do mercado. Como o abeto era usado para outros fins, como papel de imprensa, por exemplo, sua exploração comercial quase o extinguiu. A partir daí, o abeto foi substituído pela parafina de vela, que era adoçada e comercializada.

Mas o inimigo dos dentes surgiu graças a um dentista chamado William Semple, que usou a borracha como matéria-prima na fabricação de gomas para exercitar a mandíbula e estimular as gengivas. Posteriormente, Thomas Adams descobriu uma goma mais macia, que permitiu a confecção do chiclete de bola.

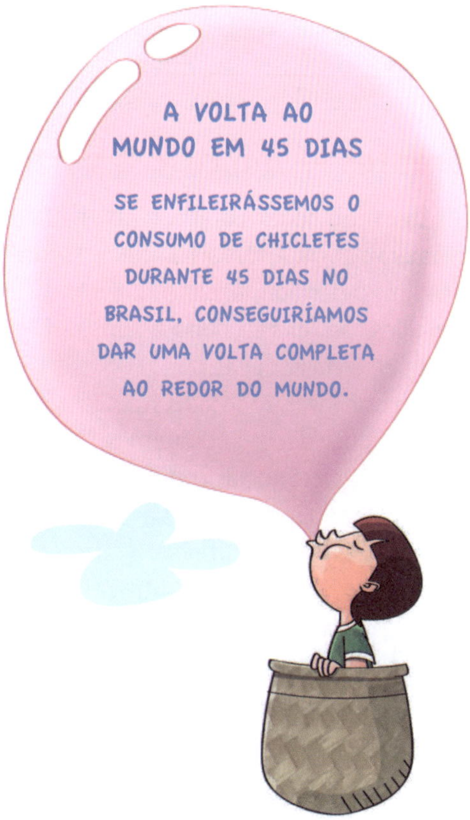
A VOLTA AO MUNDO EM 45 DIAS
SE ENFILEIRÁSSEMOS O CONSUMO DE CHICLETES DURANTE 45 DIAS NO BRASIL, CONSEGUIRÍAMOS DAR UMA VOLTA COMPLETA AO REDOR DO MUNDO.

A gelatina é composta de proteínas dispersáveis em água. Ela é classificada como colágeno, substância obtida a partir de ossos e do tecido conjuntivo de animais. Conforme a temperatura, adquire o aspecto conhecido. Algumas geleias são ricas em substâncias gelatinosas (mocotó, ossos e patas de certos animais, espinhas e pele de peixes), que são coradas, aciduladas e aromatizadas.

Você sabia?

Gelatinas de caixinha apresentam baixo valor nutricional

Embora populares, as gelatinas de caixinha, compradas em supermercados, não possuem os mesmos benefícios da gelatina suplementar (vendida em pó ou em cápsulas). Especialistas afirmam que apenas a gelatina suplementar tem o poder de estimular a renovação do colágeno - substância responsável pela manutenção dos tendões, cartilagem, pele, unhas e cabelo. A nutricionista e professora da Universidade Vale Rio Verde, em Belo Horizonte, Daniela Correa, explica que a gelatina de caixinha ou industrializada deve ser esquecida, porque apresenta uma enorme concentração de corantes, flavorizantes, substâncias aromáticas e baixo teor de proteína e valor nutricional. Outra profissional da área, a nutricionista Ana Platenik, defende que a melhor forma de se preparar a guloseima é com pó de ágar-ágar ou de gelatina sem sabor, adicionados de sucos de frutas naturais. Ana recomenda evitar o preparo com sucos de frutas ácidas, como abacaxi e laranja, que dificultam o endurecimento da gelatina.

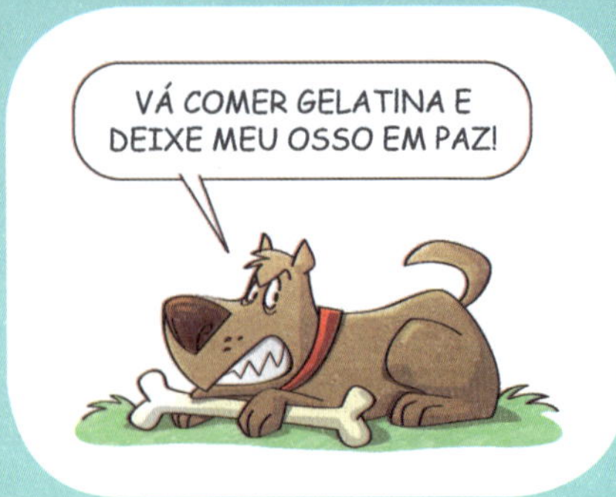
VÁ COMER GELATINA E DEIXE MEU OSSO EM PAZ!

Adaptado de: * FIGUEIRA, Shaulla. O GLOBO – SAÚDE. *Gelatina é uma rica fonte de beleza e saúde para o organismo*. Publicado em 21/9/2006. Disponível em: http://oglobo.globo.com/saude/vivermelhor/mat/2006/09/20/285749639.asp>. Acesso em 25 mar. 2009.

Corantes — um caso à parte

Existem inúmeros corantes no mercado, tanto naturais como artificiais. Entre os naturais, destacamos: beterraba, açafrão, índigo, cacau, carotenoides, pau-brasil, páprica, urucum, clorofila, carvão e cochonilhas.

As cochonilhas são insetos homópteros da família dos coccídeos; segregam substâncias especiais (cera, laca) que as cobrem. São pequeníssimas, alimentam-se da seiva de plantas e vivem em folhas, galhos, troncos e raízes.

Da COCHONILHA-DO-CARMIM se extrai um corante, conhecido como carmim de cochonilha, que requer, para cada quilograma de corante, o sacrifício de 155 mil cochonilhas. Esse corante é usado para dar o tom avermelhado em iogurtes, balas, gomas e outros doces.

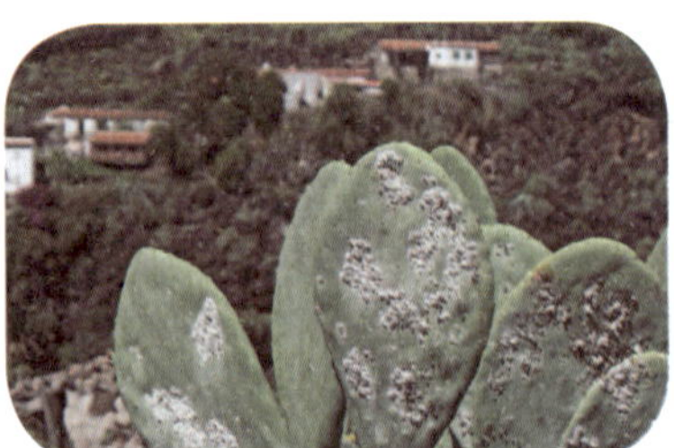

imagebroker /Alamy/otherimages

Cochonilha-do-carmim, praga que ataca plantações de palmas.

Outro corante é o índigo ou anil, que pode ser obtido artificialmente em laboratórios ou do vegetal *Indigofera tinctoria L*. É utilizado para dar a cor azul a certos tipos de balas.

Cabe à clorofila um papel interessante. Esse é o pigmento mais barato do mercado, e por esse motivo é usado até em cremes dentais. Por estar associado à natureza, é vendido como responsável pelo frescor, mas na verdade, a clorofila não serve para nada, essa sensação é produzida pela hortelã ou pela menta.

Alguns metais são usados também como pigmentos. O ouro, a prata (que chique!) e o alumínio fazem parte da maquiagem de certas drágeas e confeitos.

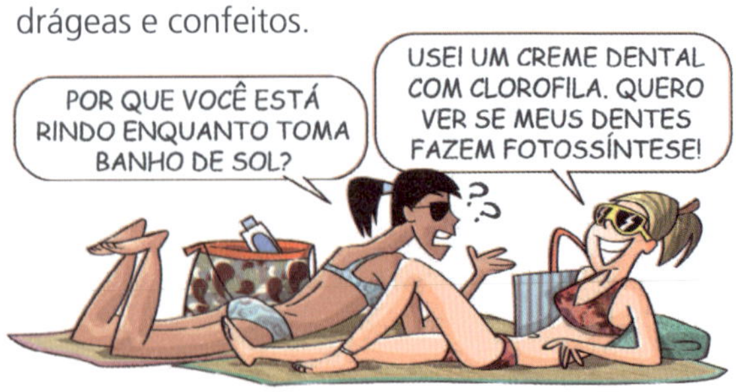
POR QUE VOCÊ ESTÁ RINDO ENQUANTO TOMA BANHO DE SOL?
USEI UM CREME DENTAL COM CLOROFILA. QUERO VER SE MEUS DENTES FAZEM FOTOSSÍNTESE!

COCHONILHA-DO-CARMIM

Emepa (Empresa Estadual de Pesquisa Agropecuária da Paraíba)

<http://www.emepa.org.br/inf_cochonilha_carmim.php>. Acesso em 25 mar. 2009.

6 SAÚDE! OBRIGADO!

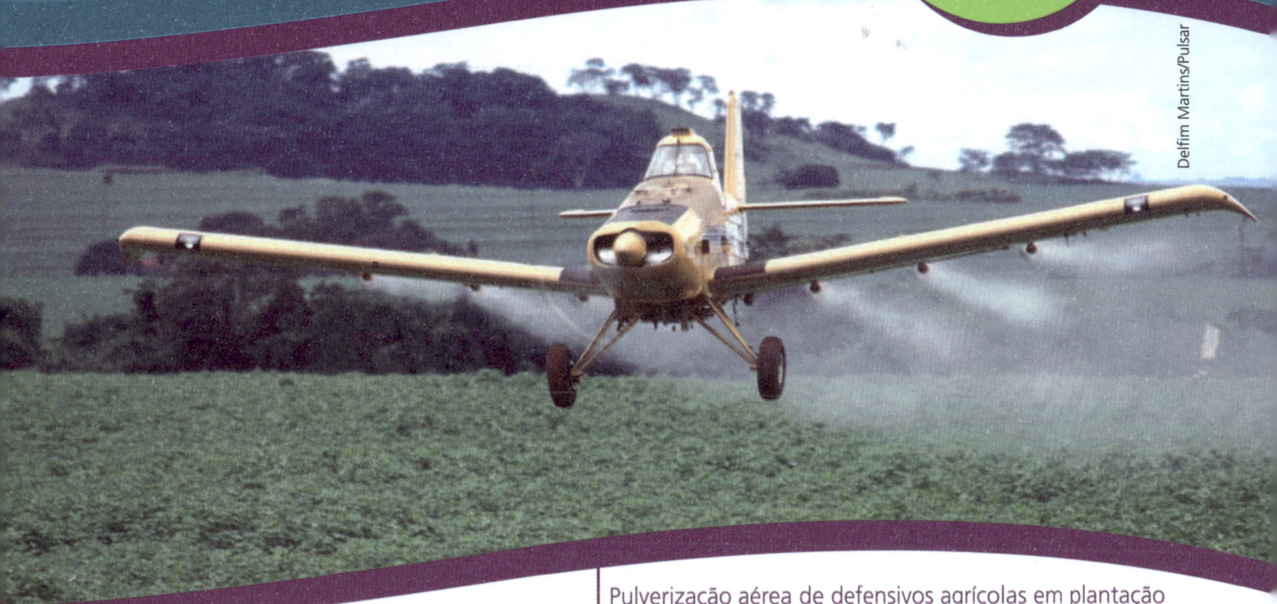

Delfim Martins/Pulsar

Pulverização aérea de defensivos agrícolas em plantação de algodão, no interior de São Paulo.

O PROGRESSO VEM INTERFERINDO NOS HÁBITOS ALIMENTARES E PRINCIPALMENTE EM NOSSA SAÚDE. HOJE CONSUMIMOS ARROZ POLIDO EM VEZ DE ARROZ INTEGRAL, DESPREZANDO AS FIBRAS QUE ABSORVEM GORDURAS, REDUZEM O COLESTEROL E FACILITAM O TRÂNSITO INTESTINAL.

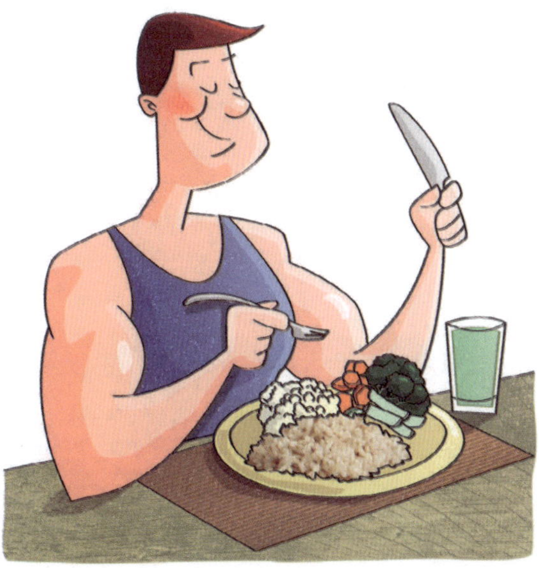

Óleos em alta temperatura (frituras) sofrem transformações que podem provocar câncer. Lembrou-se daquele pastel da feira? Além de evitar frituras, devemos procurar equilibrar nossa alimentação, consumindo hortaliças, verduras, legumes, leite, ovos, cereais etc.

De olho nesses e em outros problemas, os órgãos competentes têm executado ações importantes. As **GORDURAS TRANS**, que acentuavam o sabor e aumentavam o prazo de validade, foram banidas de inúmeros alimentos por aumentarem

GORDURAS TRANS
Revista Boa Saúde: Disponível em: <http://boasaude.uol.com.br/lib/ShowDoc.cfm?LibDocID=4476&ReturnCatID=487>. Acesso em 22 abr. 2009.

o colesterol. Um outro trabalho interessante foi a identificação da presença ou não de glúten, uma proteína do trigo, nos alimentos, uma vez que há pessoas cujo organismo possui hipersensibilidade ao glúten e, por conta disso, têm a mucosa do intestino delgado agredida, entre outros danos.

Agrotóxico, companheiro indesejável!

Frutas, legumes e verduras ficam mais bonitos com o uso de fertilizantes e agrotóxicos, que muitas vezes se acumulam na casca ou na folhagem, impedindo a proliferação de pragas da lavoura. Mas os agrotóxicos, quando ingeridos, provocam distúrbios no organismo.

Alguns fertilizantes são adicionados ao solo a fim de deixá-lo apropriado para determinadas culturas. Os mais usados são: nitrato de sódio, amônia, sulfato ou nitrato de amônio e ureia.

Em 1998, o Brasil assumiu o terceiro posto entre os maiores consumidores de venenos agrícolas, mas essa demanda vem crescendo.

Durante a Segunda Guerra Mundial, o DDT (diclorodifeniltricloroetano) foi usado na prevenção da propagação de doenças como a disenteria e o tifo, matando piolhos e mosquitos transmissores. O DDT também apresenta seu lado negativo: quando assimilado, acumula-se no organismo e só é eliminado após 15 anos. Apenas uma parte do DDT é assimilada pelos vegetais; o restante é absorvido pelo solo ou transportado para outros lugares pela água ou pelo vento. Observe alguns problemas gerados pelos agrotóxicos.

Você sabia?

Brasil é o terceiro consumidor mundial de agrotóxico

O Brasil é o terceiro maior consumidor de produtos agrotóxicos no mundo e o primeiro na América Latina, segundo informações da Agência Nacional de Vigilância Sanitária (Anvisa). A evolução desse mercado no País tem sido rápida. As vendas dos agrotóxicos passaram de US$ 40 milhões em 1939 para US$ 300 milhões em 1959, chegando a US$ 2 bilhões em 1975. Esse aumento se deve a uma política oficial de incentivo, reforçada em 1975 pelo lançamento do Programa Nacional de Defensivos Agrícolas (PNDA), parte da política de modernização da agricultura, que subsidiou o crédito e estimulou a implantação da indústria de defensivos agrícolas no País. A utilização de agrotóxicos no mundo teve início na década de 1920 e, durante a Segunda Guerra Mundial, esses produtos foram utilizados até como arma química. No Brasil, seu uso se tornou evidente em ações de combate a vetores agrícolas na década de 1960. O consumo cresceu, de 1964 a 1979, em 421%, enquanto que a produção das 15 principais culturas brasileiras não ultrapassou o acréscimo de 5%.

Fonte: BARROS, Antonio. *Brasil é o terceiro consumidor mundial de agrotóxico*. Agência Câmara. Publicado em 19/9/2006. Disponível em <http://www2.camara.gov.br/internet/homeagencia/materias.html?pk=93076. Acesso em 25 mar. 2009.

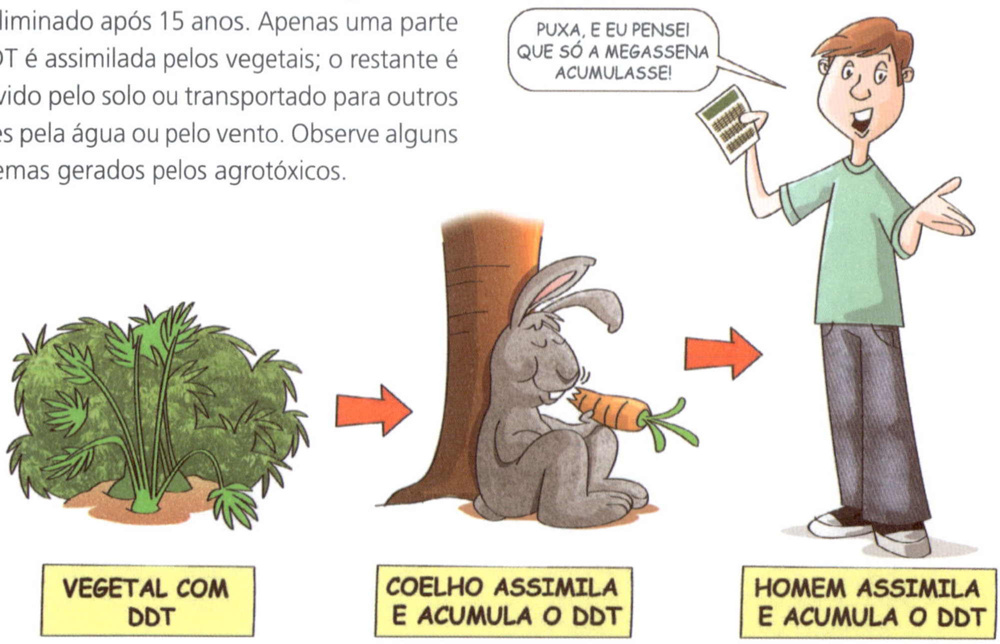
PUXA, E EU PENSEI QUE SÓ A MEGASSENA ACUMULASSE!
VEGETAL COM DDT
COELHO ASSIMILA E ACUMULA O DDT
HOMEM ASSIMILA E ACUMULA O DDT

ESPÉCIES	VEÍCULO	PROBLEMAS	CONSEQUÊNCIAS
Peixes	água	intoxicação	morte
Pássaros	alimento	ovos sem cálcio suficiente para formação da casca	não há disseminação da espécie
Algas	água	acúmulo	morte, não podendo assim produzir os 80% de oxigênio necessários ao planeta
Humana	alimento	resíduos até no leite materno	hemorragias, hipertensão e disfunção renal e hepática

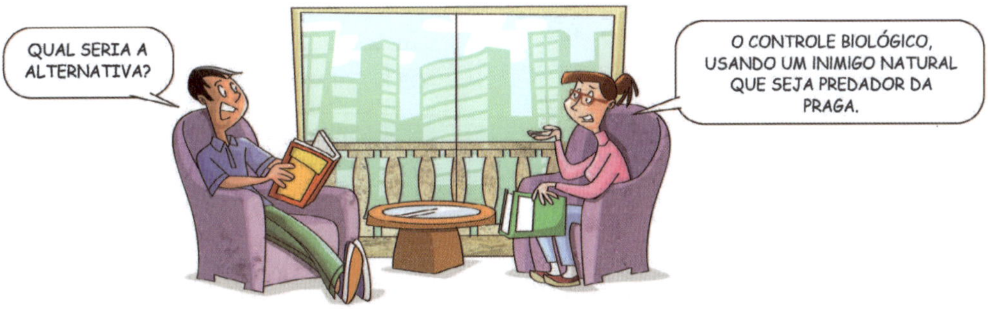
QUAL SERIA A ALTERNATIVA?
O CONTROLE BIOLÓGICO, USANDO UM INIMIGO NATURAL QUE SEJA PREDADOR DA PRAGA.

O que o futuro nos reserva

A alimentação dos astronautas talvez venha a ser a alimentação do futuro. Falta de espaço, facilidades de manuseio e durabilidade são fatores de peso nessa escolha. Para um astronauta, os alimentos devem ser leves e nutritivos, ocupar pouco espaço, sem exigência de refrigeração e adequados às condições em que se encontram.

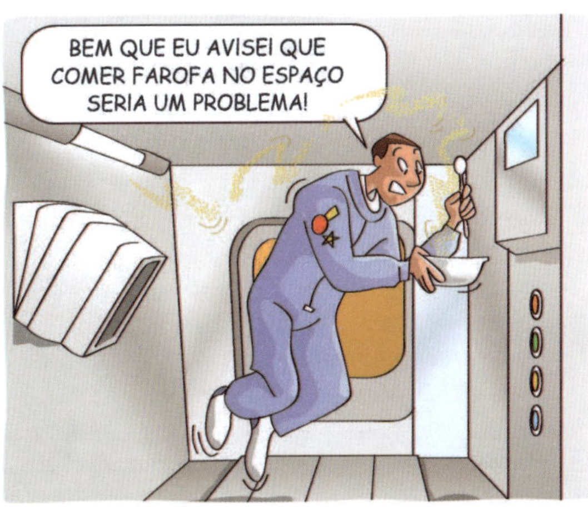
BEM QUE EU AVISEI QUE COMER FAROFA NO ESPAÇO SERIA UM PROBLEMA!

As técnicas usadas são: desidratação de cereais, ovos, macarrão, frutos etc., que depois são reidratados para consumo, como os morangos, reidratáveis pela própria saliva. Vinte variedades de bebidas são levadas durante as viagens, incluindo chá e café. O suco de laranjas cristaliza-se quando desidratado, o que dificulta sua reidratação. O leite em pó é outro caso de difícil reidratação, porque no espaço ele empelota e sobe à tona.

Outras técnicas de conservação são mostradas no quadro.

TÉCNICAS	FORMAS E ALIMENTOS
Forma natural	biscoitos, creme de amendoim, doces duros e gomas
Termoestabilizados	(cozimento em temperaturas moderadas) peixes
Irradiação	(preservados por irradiações) pães, carnes e frutos
Umidade parcial	(semidesidratados) peras, pêssegos e figos secos

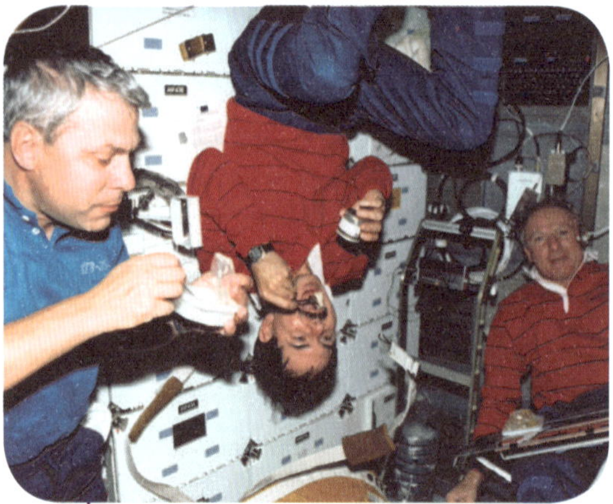
NASA/SPL/LATINSTOCK

Astronautas se alimentam no espaço.

O sal e a pimenta são embalados e diluídos em pequenas quantidades de líquido, para que não fiquem flutuando pela cabine. A água é produzida a partir do hidrogênio e do oxigênio. Os alimentos são reidratados em embalagens plásticas individuais, com uma agulha que lembra uma bomba de encher bolas. As bandejas são fixadas com ímãs, e os líquidos são consumidos por canudos controladores de fluxo. As refeições normalmente aderem às tigelas, para evitar que o alimento levite pela cabine.

A CIÊNCIA FAZENDO MÁGICA

A ciência está sempre procurando alternativas para os consumidores, uma delas é a cerveja sem álcool. O processo consiste na fermentação de leveduras que produzem pouco álcool, seguida de destilação a vácuo, na qual se retira quase todo o álcool, o que reduz seu teor alcoólico a 0,6% em média.

A liofilização, que consiste num processo de desidratação por sublimação: a água congelada do alimento passa diretamente para o estado gasoso, mantendo as propriedades nutritivas do mesmo.

Nos Estados Unidos, encontramos produtos bem diversificados, como os *egglites*, embalados em cascas que imitam o ovo original, só que sem o elevado colesterol. Os suíços criaram o chocolate que não derrete no bolso, mas se desfaz na boca.

Desinfecção radiativa

Entre as técnicas disponíveis para desinfecção, a irradiação é a que tem requerido especial atenção. O processo se resume em submeter os alimentos à ação de elementos radiativos de rápida desintegração, permitindo que sua radiatividade elimine micro-organismos, fungos, larvas ou ovos de insetos. Os mais utilizados são o **CÉSIO 137** e o cobalto 60.

A radiatividade pode ser usada para pasteurizar, desinfetar ou esterilizar alimentos, e tem-se mostrado mais eficaz que os processos convencionais, mas requer maior controle.

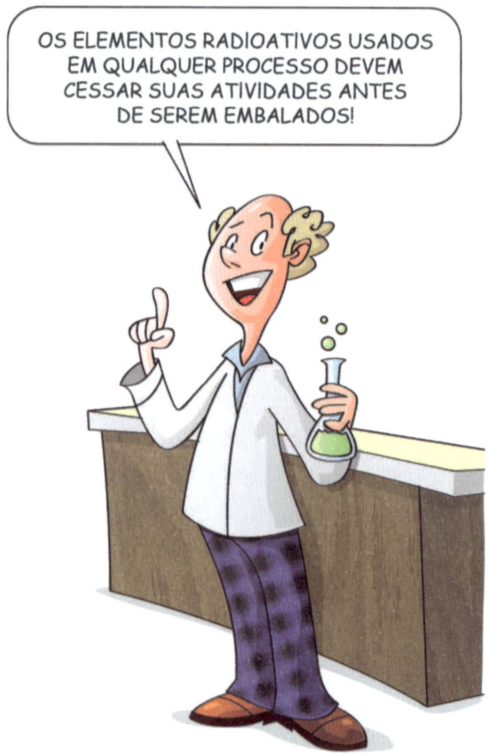
OS ELEMENTOS RADIOATIVOS USADOS EM QUALQUER PROCESSO DEVEM CESSAR SUAS ATIVIDADES ANTES DE SEREM EMBALADOS!

CÉSIO 137

- Memorial Césio 137 em homenagem ao acidente de Goiânia - Greenpeace Brasil

Disponível em: <http://www.greenpeace.org.br/nuclear/cesio/flash_cesio.html>. Acesso em 26 mar. 2009.

- Videorreportagem sobre os 20 anos do acidente em Goiânia, ocorrido em 1987

Disponível em: <http://www.agenciabrasil.gov.br/media/videos/2007/09/14/GreenpeaceEDT.flv/view>. Acesso em 26 mar. 2009.

Pode parecer estranho, mas tudo indica que a assustadora irradiação será a técnica do futuro. Tomemos por base o peixe (que se decompõe com extrema facilidade), que, após ser submetido à radiação, se conserva à temperatura ambiente por mais de nove meses!

Alimentos transgênicos

São alimentos produzidos a partir de matérias-primas como milho, algodão e soja geneticamente modificadas, utilizando partes do código genético de espécies diferentes para aumentar a produtividade, o teor nutricional, a durabilidade e a resistência às pragas. Essa técnica também vem sendo aplicada em animais, como as ovelhas geneticamente modificadas para que produzam leite com uma certa substância que estimula a coagulação do sangue. Nesse caso, o leite dessa ovelha poderia ser utilizado no tratamento de hemofílicos.

Apesar das maravilhas apresentadas, há polêmicas. A soja transgênica, por exemplo, utiliza parte genética retirada de uma bactéria, cujo objetivo é eliminar a absorção dos herbicidas. O temor é que esse material genético possa desencadear reações alérgicas ou desenvolver doenças nos consumidores. Se isso é verídico ou não, a biotecnologia ainda não pode garantir.

Você sabia?

Transgênicos: os dois lados da moeda

Greenpeace critica transgênicos

A ONG internacional Greenpeace, que atua em defesa do meio ambiente, se opõe à liberação dos transgênicos pela segurança alimentar: o produtor terá que pagar *royalties* pelas plantas "patenteadas" e as sementes que produzem por todas as gerações futuras. A entidade considera isso uma ameaça à segurança alimentar e à biodiversidade. Eles apontam ainda os efeitos na saúde humana a longo prazo, com o aparecimento ou aumento de alergias, resistência a antibióticos, aparecimento de novos vírus mediante a recombinação genética, além de resultados inesperados e ainda não suficientemente pesquisados.

A ONG Greenpeace é uma organização global e independente e se orgulha de não aceitar doações de governos, empresas ou partidos políticos. A instituição, presente em mais de 40 países, sobrevive da contribuição de colaboradores em todo o mundo. Consulte a lista de alimentos transgênicos e não transgênicos comercializados no Brasil, atualizada pela entidade em 2004. Este guia refere-se a produtos que contêm ingredientes derivados de soja e milho, já que ambos representam 82% dos transgênicos cultivados no mundo.

- Adaptado de: ÚLTIMO SEGUNDO. Ciência e Saúde. *Qual é a crítica aos transgênicos?* Publicado em 14/2/2008. Disponível em: <http://ultimosegundo.ig.com.br/ciencia_saude/2008/02/14/qual_e_a_critica_aos_transgenicos_1189892.html>. Acesso em 26 mar. 2009.

- Guia Greeenpeace: <http://www.greenpeace.org.br/transgenicos/pdf/guia_consumidor.pdf. Acesso em 26 mar. 2009.

A OMS e os defensores dos transgênicos

Em 2005 a Organização Mundial da Saúde (OMS) emitiu um relatório mostrando que alimentos geneticamente modificados poderiam aumentar as safras e melhorar a saúde da população. O estudo divulgado demorou três anos para ser finalizado. Para a entidade, os alimentos transgênicos podem ser benéficos, desde que sejam submetidos e aprovados em testes rigorosos. Para a OMS, a produção de alimentos com propriedades nutricionais melhoradas pode ajudar a reduzir o impacto de doenças em países em desenvolvimento. [...] Defensores da engenharia genética alegam que o processo é preciso e os efeitos podem ser previstos. Entre as vantagens, estão o aumento da validade do produto, redução do uso de agrotóxicos, ganho de nutrientes, modificação de alimentos por um custo menor e possibilidade de vacinação através dos alimentos (uso de antígenos). [...]

Adaptado de: ÚLTIMO SEGUNDO. Ciência e Saúde. *A OMS e os defensores dos transgênicos*. Publicado em 14/2/2008. Disponível em: <http://ultimosegundo.ig.com.br/ciencia_saude/2008/02/14/a_oms_e_os_defensores_dos_transgenicos_1189893.html>. Acesso em 26 mar. 2009.

Viva! Viva! Viva a alimentação alternativa!

O consumismo invadiu nossas casas e nos tem levado a adquirir hábitos inadequados de alimentação. É incrível, mas existem inúmeras famílias com "fome de nutrientes", pois trocaram os alimentos saudáveis por lanches, comidas pré-fabricadas e refrigerantes.

Devemos voltar a consumir o arroz integral, o açúcar mascavo, o leite natural, as verduras, as frutas, os legumes, o molho de tomate caseiro, a carne, as fibras, os conservados caseiros e os sucos que a natureza nos oferece. Reconhecer a importância de uma alimentação equilibrada, mais próxima da que o nosso organismo espera.

Todo e qualquer abuso deve ser denunciado aos órgãos encarregados de fiscalizar e regulamentar o uso de aditivos, já que essa é uma das funções do Ministério da Agricultura.

A proposta aqui não é destruir a imagem das indústrias, mas alertar o consumidor a ponderar e criar o conceito de que o alimento industrializado não é a base da nossa alimentação, apenas uma alternativa circunstancial.

Tornamo-nos doentes pela péssima alimentação e dependentes de medicamentos para contornar a situação. É preciso ter consciência e determinação na luta pelo maior bem que temos — o direito à vida!

FOLHA DA CIÊNCIA

13% dos brasileiros são obesos, aponta pesquisa

Índice era de 11,4% em 2006, segundo levantamento do Ministério da Saúde. Dados foram obtidos por telefone em 27 capitais; alta na proporção de obesos é atribuída ao hábito de comer mais fora de casa.

Embora o sedentarismo no Brasil tenha diminuído entre 2006 e 2008, a proporção de obesos no país continua crescendo. Essa é uma das principais conclusões da pesquisa do Ministério da Saúde feita por telefone em 27 capitais. Para chegar aos resultados, foi calculado o IMC (Índice de Massa Corporal) dos entrevistados, que é o resultado da divisão do peso pela altura elevada ao quadrado. Considera-se que quem tem um índice maior do que 25 tem excesso de peso, e quem está acima de 30 é obeso.

O levantamento constatou que 43,3% dos moradores das capitais têm excesso de peso. Dentro desse percentual, estão os 13% de obesos, que, três anos antes, representavam 11,4% da população. Porto Alegre é a capital brasileira com mais pessoas nessa situação.

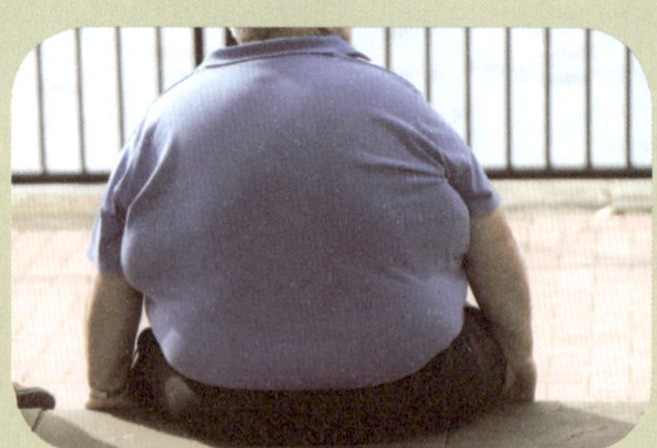

The Photolibrary Wales/Alamy/Other Images

A obesidade tem se tornado uma questão de saúde pública em muitos países do mundo.

A pesquisa do ministério ouviu 54 mil pessoas. Foram feitos cálculos para que não fossem distorcidas as estimativas em capitais com baixa cobertura de telefonia fixa, mas a pasta não descarta que parte dos habitantes dessas cidades possa estar excluída das estatísticas.

A alta da obesidade é creditada a uma mudança nos hábitos alimentares dos brasileiros, que cada vez mais comem fora de casa. Mesmo que seja preocupante, o índice ainda está em patamar inferior ao de outros países. Nos EUA, onde também é feita uma pesquisa por telefone, foi constatado praticamente o dobro do índice de obesos.

Um dado considerado alentador pelo Ministério da Saúde foi uma redução do sedentarismo e o aumento do consumo de frutas e hortaliças. De modo geral, constatou-se que as mulheres se alimentam melhor.

Por outro lado, aumentou outro fator relacionado a doenças e mortes violentas: o consumo abusivo de álcool. Em 2006, o problema alcançava 16,1% da população e hoje chega a 19%. O ritmo de crescimento é mais rápido entre as mulheres: entre elas, a proporção cresceu 30% nos três anos; entre os homens, 18%. Outra singularidade em relação ao consumo de álcool pelas mulheres é que ele é mais presente entre as que têm maior escolaridade, o que não ocorre entre os homens.

Considerou-se abusivo o consumo em uma única ocasião no mês de mais de quatro doses de bebida alcoólica, para as mulheres, ou mais de cinco no caso dos homens.

Em relação ao tabagismo, a pesquisa mostra queda no número de fumantes, de 16,2% da população das capitais em 2006 para 15,2% em 2008. Em 1989, uma pesquisa nacional apontava que 34,8% dos brasileiros fumavam. Entre as capitais, São Paulo é a que tem a maior proporção de fumantes.

Fonte: FOLHA DE S. PAULO – COTIDIANO. *13% dos brasileiros são obesos, aponta pesquisa*. Publicado em 6/4/2009. Disponível em: <http://www1.folha.uol.com.br/fsp/cotidian/ff0604200917.htm>.

Manteiga ou margarina?

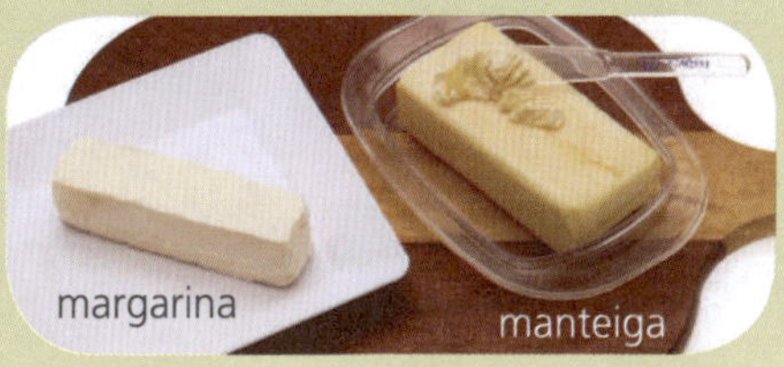

Fabio R. Martins

Há quem não abra mão de uma delas no café da manhã ou no lanchinho da tarde. A mais antiga, a manteiga, é tradicional em alguns lares, mas vem perdendo espaço para as margarinas vegetais, mais cremosas e fáceis de passar na torrada e no pão.

Há, no entanto, quem conteste o sabor das margarinas e por isso se mantém fiel à manteiga.

Mas, afinal, o que faz diferença entre elas, além da cremosidade e do sabor?

A pesquisadora, Jocelem Mastrodi Salgado, professora titular de Nutrição da Escola Superior de Agricultura Luiz de Queiroz (Esalq), da Universidade de São Paulo (USP), diz que "embora muitos achem a manteiga mais saborosa do que a margarina, é importante saber que ela contém muito colesterol, sendo sua gordura essencialmente saturada". Esse tipo de gordura aumenta os níveis de colesterol, elevando o risco de doenças cardiovasculares. Além disso, a pesquisadora alerta que o consumo excessivo deste tipo de alimento pode aumentar o risco de certos tipos de cânceres, já que a gordura é um dos fatores que estão relacionados à doença. Mas as margarinas em excesso também são prejudiciais à saúde, diz Jocelem. "Embora elas sejam ricas em gorduras insaturadas - que agem beneficamente em relação às saturadas - o processo de hidrogenação a que as margarinas são submetidas, para transformar a gordura líquida em sólida, acaba aumentando o nível de um tipo de gordura - formação de ácidos graxos trans - que pode elevar o LDL colesterol (colesterol prejudicial à saúde)".

Mas, lembra a pesquisadora, muitas empresas já comercializam margarinas zero trans. E acrescenta: "Recomendo sempre que se faça uso "moderado" de margarinas cremosas, que são menos hidrogenadas do que as vendidas em tabletes e recomendo, também, que se dê preferência às que são feitas com óleo de canola, girassol ou milho, por serem muito mais saudáveis".

A professora compara no quadro abaixo os teores de calorias, gorduras e colesterol de manteigas e margarinas, nas formas como são vendidas no mercado. É só ficar atento na hora de comprar...

	CALORIAS	GORDURAS			COLESTEROL
		S*	M*	P*	
Manteiga tablete	108	7,1	3,3	0,4	33
Manteiga cremosa	81	5,7	3,0	0,3	24
Manteiga tablete	100	2,2	5,0	3,6	0
Manteiga cremosa	100	1,9	4,0	4,8	0
Manteiga cremosa *light*	50	1,1	2,2	1,9	0

*S = gordura saturada - por colher de sopa
*M = gordura monoinsaturada - grama por colher de sopa
*P = gordura polinsaturada - mg por colher de sopa

Fonte: IGEDUCA. *Manteiga ou margarina?* Publicado em 8/11/2007. Disponível em <http://www.igeduca.com.br/artigos/nao-morra-pela-boca/manteiga-ou-margarina.html>

Pesquisa reforça relação entre câncer e alimentação inadequada

São Paulo (AE) - O filé grelhado se disfarça no meio da saladinha, com fama de comida saudável. Ninguém desconfia das boas intenções de um bife feito na chapa, sem gordura aparente. Esse modo de preparo, contudo, provoca a liberação de substâncias cancerígenas pelo alimento. Assar ou cozinhar a carne é o melhor a fazer para proteger o estômago dessas toxinas, assim como ingerir mais fibras ajuda a preservar a saúde do cólon e evitar o álcool reduz a chance de passar por tumores de boca, laringe e faringe.

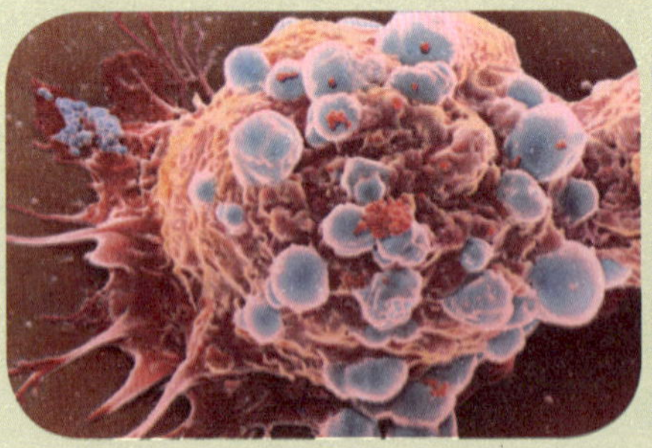

STEVE GSCHMEISSNER/SPL/LATINSTOCK

Célula de câncer de mama.

A conclusão de um estudo pioneiro, divulgado há duas semanas, autentica a receita de saúde que a classe médica vem repetindo há anos, feito um mantra: "mantenha uma dieta equilibrada, pratique exercícios físicos". Medidas populares como essas seriam capazes de prevenir 12 tipos de cânceres no Brasil. Os resultados da pesquisa Política e Ação para a Prevenção do Câncer, promovida pelo Fundo Mundial de Pesquisas sobre o Câncer, em parceria com o Instituto Americano para a Pesquisa do Câncer, se baseiam na análise minuciosa de 7 mil estudos sobre a incidência de tumores de mama, esôfago, rim, vesícula, pâncreas, fígado, próstata, endométrio, cólon, pulmão, além da dupla faringe e laringe.

No Brasil, que integrou o levantamento ao lado de China, EUA e Reino Unido, os pesquisadores concluíram que, no geral, 30% dos casos de câncer poderiam ser evitados. Para tumores de boca, faringe e laringe o índice chega a 63%. Na avaliação do médico Fábio de Oliveira Ferreira, cirurgião oncologista do Hospital AC Camargo - um dos principais centros de estudo sobre o câncer no País - convencer a população a adotar um estilo de vida saudável para prevenir doenças é uma tarefa árdua, porque os efeitos advindos com a mudança custam a aparecer. "Se eu alterar meu comportamento hoje, passando a fazer exercícios e a comer corretamente, o reflexo disso em termos de diminuição de risco para o câncer aparecerá dentro de 10 ou 15 anos. É como parar de fumar: leva uns 10 anos para o corpo ficar totalmente desintoxicado", diz o especialista, que é doutor em medicina pela Universidade de São Paulo. Ferreira acredita que as conclusões sobre a possibilidade de prevenir o câncer podem nortear o comportamento das próximas gerações. "A mudança de hábito, embora não traga efeitos tão imediatos para o organismo, se refletirá em nossos filhos". [...]

A relação entre alimentação equilibrada e prevenção do câncer é tão estreita que o Instituto Nacional do Câncer (Inca) criou um departamento específico para explorar o tema já em 2007, o setor de Alimentação, Nutrição e Câncer. [...] "De fato, faz parte da prevenção alterar hábitos já consolidados em muita gente, como abusar do álcool e do churrasco", explica o nutricionista Fábio Gomes, analista de programas para controle do câncer da instituição. Segundo Gomes, a cervejinha do fim de semana pode ser ainda mais nefasta quando acompanhada pelo cigarro. "O abuso de álcool tem relação direta com tumores de boca, laringe e faringe. Ele torna a mucosa dessa região mais permeável, facilitando a penetração de agentes cancerígenos, como as toxinas do cigarro. Uma dessas toxinas, o alcatrão, também está presente na fumaça do churrasco e acaba impregnando a carne", esclarece. "Um jeito de minimizar o problema é aumentar a ingestão de hortaliças e frutas, que são alimentos protetores. Sempre é possível acrescentar uma salada ao churrasco. É o teor da alimentação que determina se ela será fator de proteção ou de risco para o câncer", completa. Até mesmo contra o câncer de mama, considerado um tumor intimamente relacionado à carga genética, há medidas dietéticas eficazes. Segundo o recente estudo, quase um terço deles poderia ser evitado no Brasil. "O alto consumo de gordura e a quantidade elevada de gordura corporal alteram o metabolismo da mulher e sua produção hormonal. Assim, fazer a manutenção do peso é uma medida de prevenção fundamental", analisa Gomes. Ele destaca que amamentar por pelo menos seis meses é outro fator de proteção. "Fazendo isso a chance de ter câncer de mama diminui de 10% a 20%".

Segundo o especialista do Inca, alguns alimentos, além de gordurosos, contêm outras substâncias que podem estimular os quadros de câncer. "Nos embutidos, por exemplo, há conservantes à base de nitritos e nitratos, que em contato com o suco digestivo se transformam em compostos reconhecidos como cancerígenos pela Organização Mundial de Saúde. Até mesmo as versões *light* ou *diet* desses produtos, apesar de apresentarem teor reduzido de sódio ou gorduras, contêm os mesmos conservantes", alerta o nutricionista.

Fonte: AGÊNCIA ESTADO. *Pesquisa reforça relação entre câncer e alimentação inadequada*. Publicado em 19/3/2009. Disponível em: <http://www.abril.com.br/noticias/c.shtml>.

Fast-food pode aumentar risco de mal de Alzheimer, diz estudo

O consumo de alimentos do tipo *fast-food* pode elevar o risco do desenvolvimento do mal de Alzheimer, sugere um estudo sueco.

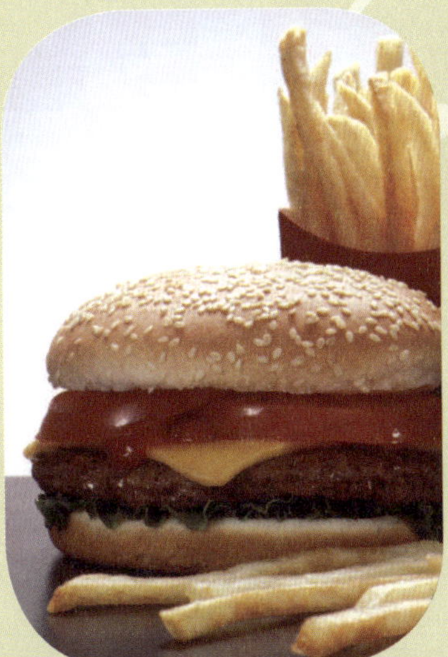
Jupiter Unlimited/Other Images

Ratos de laboratório receberam uma dieta rica em gordura, açúcar e colesterol - representando o valor nutricional de lanches do tipo *fast-food* - durante nove meses e desenvolveram alterações no cérebro associadas aos estágios preliminares da doença. "Ao examinar os cérebros destes ratos, nós descobrimos uma mudança química que não é diferente da encontrada no cérebro com Alzheimer", disse Susanne Akterin, do Centro de Pesquisa do Mal de Alzheimer do Instituto Karolinska, em Estocolmo, Suécia.

Os testes mostraram que os alimentos alteraram a formação de uma proteína chamada Tau, que forma nódulos no cérebro de pacientes com Alzheimer, que impedem o funcionamento normal das células, fazendo com que elas morram. Akterin e sua equipe notaram ainda que o colesterol em alimentos reduziu os níveis de outra substância no cérebro, Arc, que é uma proteína ligada ao armazenamento de memórias. "Nós suspeitamos que um alto consumo de gordura e colesterol, em combinação com fatores genéticos (...) podem afetar de maneira adversa várias substâncias no cérebro, que podem ser um fator que contribui para o desenvolvimento de Alzheimer", afirmou Akterin.

A pesquisadora disse que "os resultados dão alguma indicação de como o mal de Alzheimer pode ser prevenido, mas são necessárias mais pesquisas neste campo antes que se possa fazer um aconselhamento apropriado ao público".

Fonte: BBCBRASIL.COM. Fast-food *pode aumentar risco de mal de Alzheimer, diz estudo*. Publicado em 1/12/2008. Disponível em: <http://www.bbc.co.uk/portuguese/reporterbbc/story/2008/12/081201_alzheimeralimentos.shtml>.

FILMES E VÍDEOS

Super size me – A dieta do palhaço
Documentário. Direção: Morgan Spurlock, 2004.

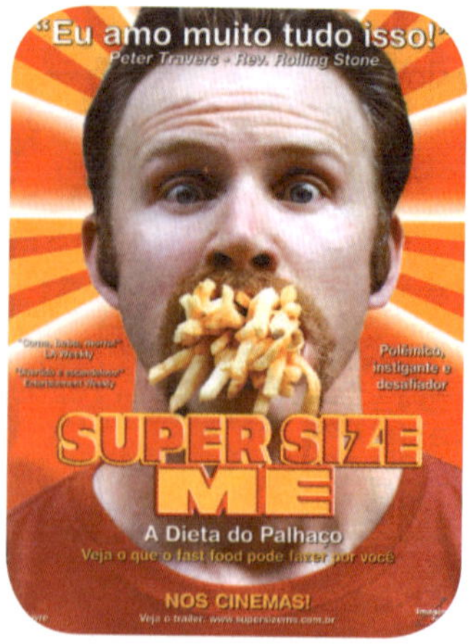

Imagem Filmes Produções

Documentários _History Channel_
Maravilhas modernas: café
Maravilhas modernas: pão

Nação _fast-food_
Longa-metragem. Direção: Richard Linklater, 2006.

Chocolate
Longa-metragem. Direção: Lasse Hallström, 2000.

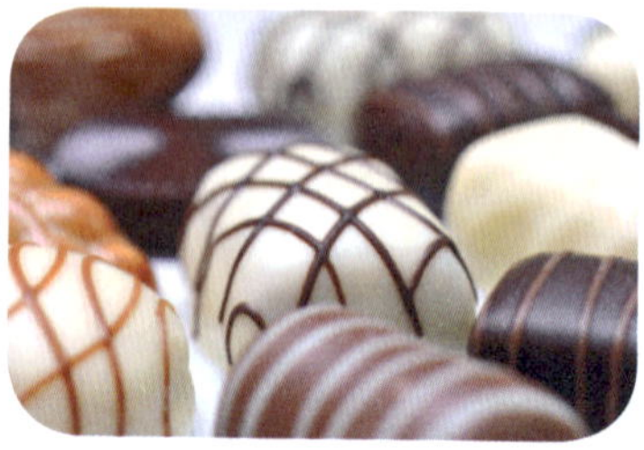

Stockxpert / Image Plus

A fantástica fábrica de chocolate
Longa-metragem. Direção: Tim Burton, 2005.

Alimento da alma
Longa-metragem. Direção: George Tillman Jr., 1997.

Sem reservas
Longa-metragem. Direção: Scott Hicks, 2007.

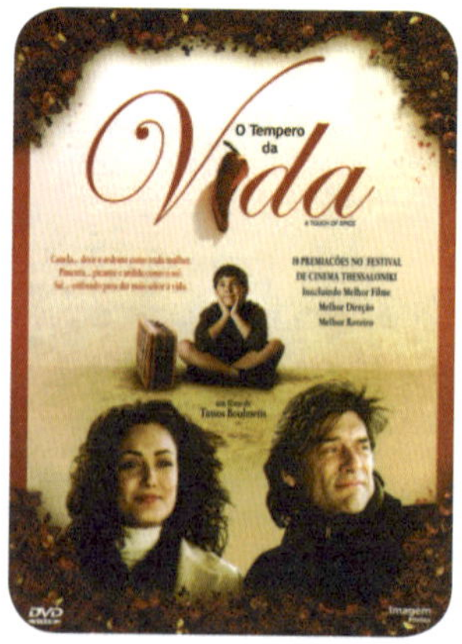

Imagem Filmes

Tomates verdes fritos
Longa-metragem. Direção: Jon Avnet, 1991.

O tempero da vida
Longa-metragem. Direção: Tassos Boulmetis, 2003

LINKS INTERESSANTES

GSSI - Gatorade Sports Science Institute
http://www.gssi.com.br

Abeso – Associação Brasileira para o Estudo da Obesidade e da Síndrome Metabólica
http://www.abeso.org.br

Anvisa - Agência Nacional de Vigilância Sanitária
http://www.anvisa.gov.br/alimentos/index.htm

Cena - Centro de Energia Nuclear na Agricultura/USP - Campus Piracicaba
http://www.cena.usp.br/irradiacao/cons_alim.html

***Slow Food* Brasil**
http://www.slowfoodbrasil.com/

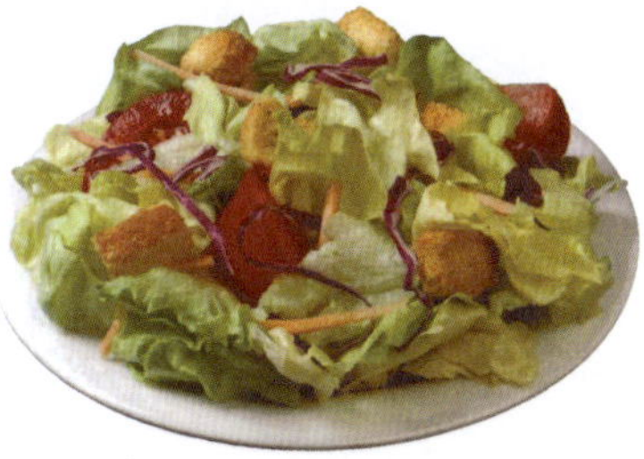

Jupiter Unlimited/Other Images

Instituto Macrobiótico de Portugal
http://www.e-macrobiotica.com

Alimentação Saudável - O seu guia de nutrição
http://www.alimentacaosaudavel.org

Sociedade Vegetariana Brasileira
http://www.svb.org.br

Discovery* Brasil - *Home & Health
http://www.discoverybrasil.com/homeandhealth/saude/nutricao-e-dieta/

Folha Online – Refrigerantes e câncer
http://www1.folha.uol.com.br/folha/equilibrio/noticias/ult263u5604.shtml

Obesidade infantil
http://www.obesidadeinfantil.org

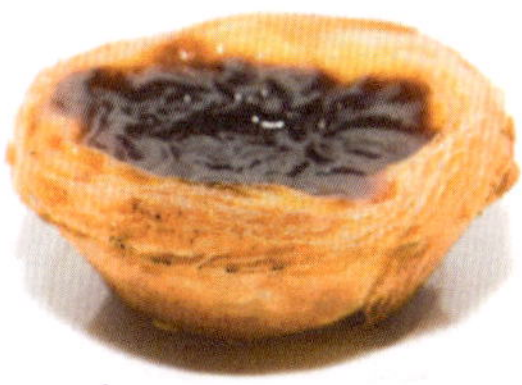

Ruben Olavo Vicente/Alamy/Other Images

Pastel de Belém, doce típico português, comum também no Brasil.

História da alimentação
* http://www.mds.gov.br/ascom/hot_sa/not15.htm
* http://www.cienciaviva.org.br/arquivo/cdebate/003nutricao/historia.html

O Estado de S. Paulo
* http://www.estadao.com.br/vidae/not_vid300352,0.htm
* http://www.estadao.com.br/suplementos/not_sup181786,0.htm

Revista Saúde – Nutrientes para o cérebro
http://saude.abril.ig.com.br/edicoes/0295/nutricao/conteudo_269611.shtml

Revista Viva Saúde – Importância das frutas
http://revistavivasaude.uol.com.br/edicoes/55/artigos65783-1.asp

Esplar - ONG que atua com agroecologia e agricultura familiar
http://www.esplar.org.br

Greenpeace – Transgênicos
http://www.greenpeace.org/brasil/transgenicos/noticias/milho-transg-nico-pode-colocar

Nepa/Unicamp – Núcleo de Estudos e Pesquisas em Alimentação
http://www.unicamp.br/nepa

Núcleo de Estudos e Pesquisas em Alimentação
nepa

NEPA/UNICAMPI

Sociedade Brasileira de Alimentação e Nutrição
http://www.sban.com.br

BIBLIOGRAFIA SUGERIDA

Aprendendo a comer. *Revista Superinteressante*, ed. 46, jul. 1991.

A arte de comer bem. *Revista Superinteressante*, ed. 204, set. 2004.

Alimentos: receitas de saúde. *Revista Galileu*, ed. 187, fev. 2007.

ALGRANTI, L. M. A hierarquia social e a doçaria luso-brasileira (séculos XVII ao XIX). *Revista da Sociedade Brasileira de Pesquisa Histórica*, Curitiba, n. 22, p. 27-47, 2002.

__________. Os livros de receitas e a transmissão da arte luso-brasileira de fazer doces (séculos XVII-XIX). *Actas do III Seminário Internacional sobre a História do Açúcar. O açúcar e o cotidiano*, Funchal, Secretaria Regional do Turismo, Centro de Estudos de História do Atlântico, p. 127-143, 2004.

__________. O mestre-cuca sem nome. *Revista de História da Biblioteca Nacional*, Rio de Janeiro, ano 1, nº 5, p.72-77, nov. 2005.

__________. Os doces na culinária luso-brasileira: da cozinha dos conventos à cozinha da casa brasileira - séculos XVII a XIX. *Anais de História de Além-Mar*, Lisboa, Universidade Nova de Lisboa, v. VI, p.139-158, 2005-2006.

ARAÚJO, Júlio Maria Andrade de. *Química de alimentos*. Rio de Janeiro: FGV, s/d.

BENZECRYE, Esther Haim. *Tabela para avaliação de consumo alimentar em medidas caseiras*. Rio de Janeiro: Atheneu, 2004.

Biocombustível ou comida? *Revista Galileu*, ed. 203, jun. 2008.

CARNEIRO, H. A história da alimentação: balizas historiográficas. *Anais do Museu Paulista*, São Paulo, v.5, p. 9-91, jan/dez. 1997.

CONWAY, Gordon. *Produção de alimentos no século XXI – Biotecnologia e meio ambiente*. São Paulo: Estação Liberdade, 2003.

EICHENBERG, F. Prazeres da mesa e do aprendizado. *Folha de S.Paulo*, 28 set. 2004.

ELIAS, R. Breve história da feijoada. *Nossa História*, Rio de Janeiro, n. 4, p. 34-37, fev. 2004.

FRANCO, Guilherme. *Tabela de composição química dos alimentos*. Rio de Janeiro: Atheneu, 2007

LIMA, Cláudio Ramos. *Quem está na minha cozinha? Aprenda como se prevenir das doenças transmitidas por alimentos*. São Paulo: Livraria Varela, 2006.

LINDON, Fernando. *Indústrias alimentares: aditivos e tecnologias*. Livraria Escolar Editora, 2007.

MADEIRA, Márcia; FERRÃO, Maria Eliza Marti. *Alimentos conforme a Lei*. São Paulo: Manole, 2002.

MAGALHÃES, S. M. de. Pequi, carne-seca e guariroba. *Nossa História*, Rio de Janeiro, n. 18, p. 38-40, abr. 2005.

MENESES, J. N. C. À mesa com uma família "mineira" do século XVIII. *Nossa História*, Rio de Janeiro, n. 5, p. 80-84, mar. 2004.

SANTANA, D. Bom para os olhos, bom para o estômago: o espetáculo contemporâneo da alimentação. *Pro-posições*, Campinas, v. 14, p. 41-52, maio-ago. 2003.

SANT'ANNA, D. B. de. Transformações das intolerâncias alimentares em São Paulo (1850-1920). *História: Questões & Debates*, Curitiba, p. 81-93, 2005.

SANTOS, C. R. A dos. A alimentação e seu lugar na história: os tempos da memória gustativa. *História: Questões & Debates*, Curitiba, v. 42, p. 11-31, 2005.

SATURNO, M. E. Mitos alimentares. *Gazeta do Povo*, Curitiba, 28 nov. 2003, p. 11.

THIS, Hervé. *Um cientista na cozinha*. São Paulo: Ática, 1996.

ZARACHOWICZ, W. O desejo vertiginoso pela carne. *Folha de S.Paulo*, 20 set. 1996, p. 7.

O AUTOR

EGIDIO TRAMBAIOLLI NETO nasceu na cidade de São Paulo em 21 de julho de 1959. A paixão pela educação levou-o, em 1978, a iniciar o curso de Pedagogia, formando-se em Educação e tornando-se especialista em Administração Escolar.

Começou a lecionar em 1980, quando ainda cursava o nível superior. Procurou inovar, e seus esforços foram reconhecidos. No ano seguinte matriculou-se no curso de Ciências, habilitando-se em Ciências, Matemática e Química, na qual se bacharelou, cursando, posteriormente, pós-graduação em Bioquímica Aplicada.

Em 1983 assumiu a assistência de direção de uma escola do 2º grau da capital paulista, permanecendo por nove anos nesse cargo. Depois resolveu se dedicar exclusivamente à docência, abandonando a burocracia e se entregando à prática em sala de aula. O próximo passo foi transformar sua experiência em livros, e desde 1994, quando lançou seu primeiro livro, não mais parou.

Hoje é um palestrante ativo e já possui dezenas de livros e centenas de artigos publicados no Brasil e no exterior. Entre seus trabalhos destacam-se o desenvolvimento de projetos educacionais que são referência internacional e que vêm sendo implantados em vários países.

Coleção Projeto Ciência

Novo projeto gráfico e nova ortografia

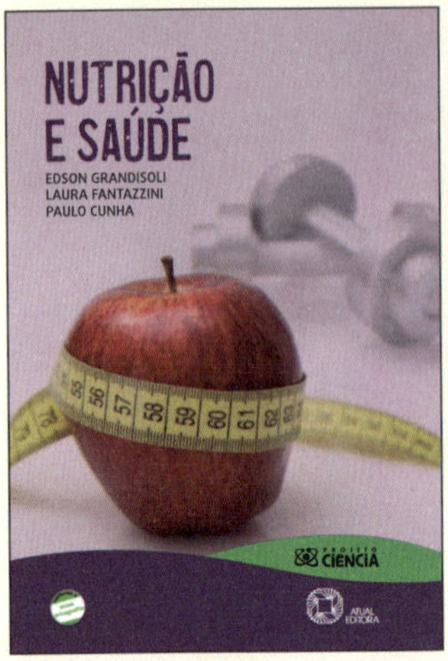

Nutrição e saúde

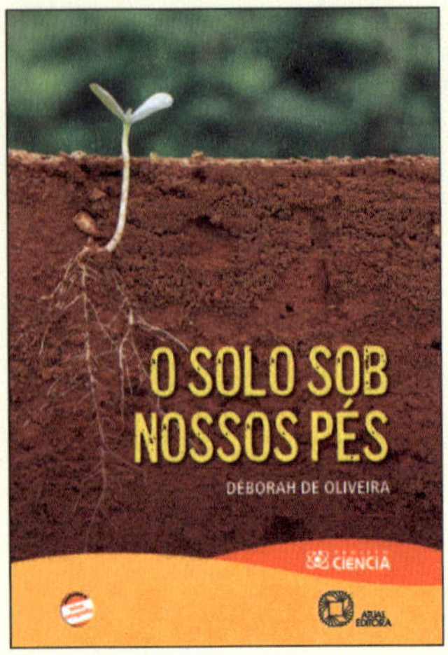

O solo sob nossos pés

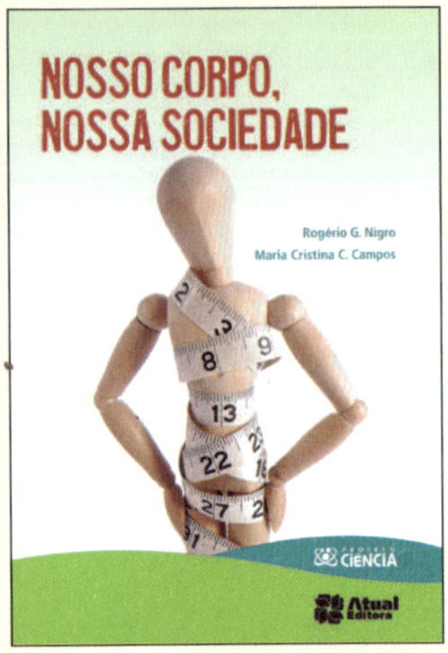

Alimentos em pratos limpos

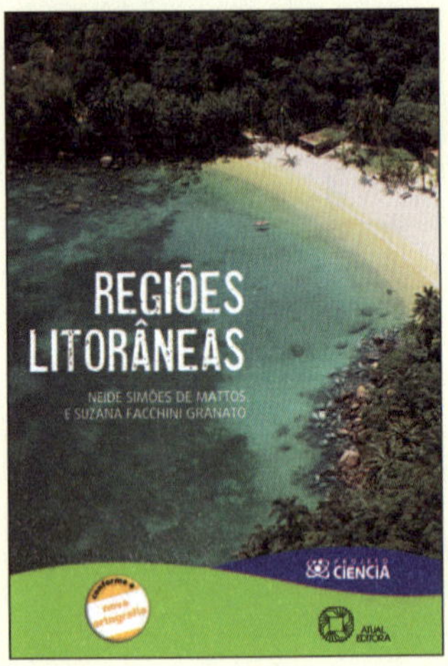

Regiões litorâneas

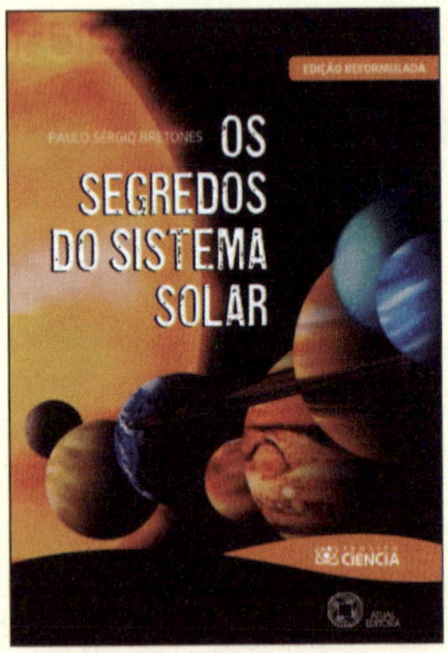

Os segredos do sistema solar

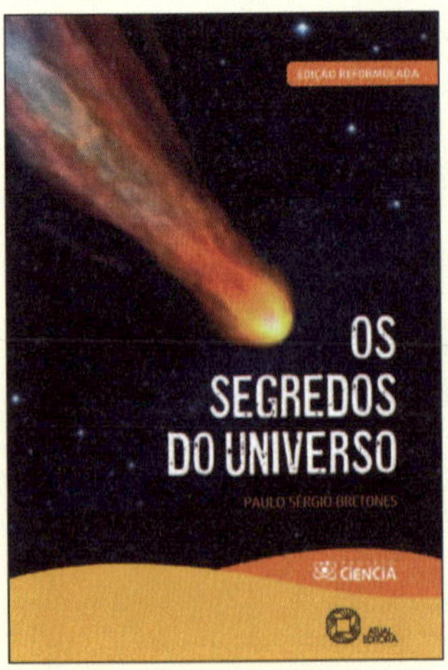

Os segredos do universo

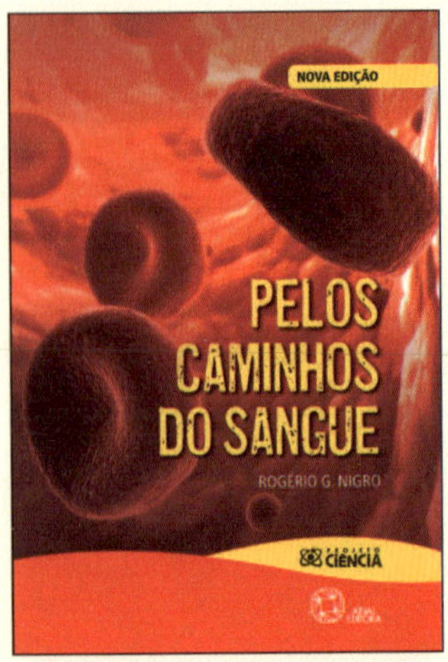

Pelos caminhos do sangue